德国深受青少年欢迎科普读物

男孩女孩的第一本大脑书

Denkste?!

关于大脑的令人震惊的问题和答案

Verblüffende Fragen und Antworten rund ums Gehirn

〔德〕扬·冯·赫勒本 摄
〔德〕米歇艾尔·马德加 著
〔德〕卡加·耐尔 著
陈韵雅 译

U0247047

SPM 南方传媒 | 广东经济出版社

· 广州 ·

图书在版编目（CIP）数据

男孩女孩的第一本大脑书 / （德）扬·冯·赫勒本摄影；（德）米歇艾尔·马德加，（德）卡加·耐尔撰文；陈韵雅译. — 广州：广东经济出版社，2023.1
ISBN 978-7-5454-8543-1

Ⅰ.①男…　Ⅱ.①扬…②米…③卡…④陈…　Ⅲ.①脑科学—青少年读物　Ⅳ.①R322-49

中国版本图书馆CIP数据核字（2022）第204351号

责任编辑：陈念庄　李　璐　李雨昕
责任技编：陆俊帆

Denkste?! Verblüffende Fragen und Antworten rund ums Gehirn
Text by Michael Madeja and Katja Naie
Idea, concept and photography by Jan von Holleben
2013 by Gabriel Verlag in Thienemann-Esslinger Verlag GmbH, Stuttgart. Rights have been negotiated through Chapter Three Culture
本作品简体中文专有出版权经由Chapter Three Culture独家授权

版权合同登记号：19-2022-137

男孩女孩的第一本大脑书
NANHAI NÜHAI DE DIYIBEN DANAO SHU

出版人	李　鹏
出　版 发　行	广东经济出版社（广州市环市东路水荫路11号11～12楼）
经　销	全国新华书店
印　刷	广东鹏腾宇文化创新有限公司 （珠海市高新区唐家湾镇科技九路88号10栋）
开　本	730毫米×1020毫米　1/16
印　张	11.25
字　数	240千字
版　次	2023年1月第1版
印　次	2023年1月第1次
书　号	ISBN 978-7-5454-8543-1
定　价	48.00元

图书营销中心地址：广州市环市东路水荫路11号11楼
电话：（020）87393830　邮政编码：510075
如发现印装质量问题，影响阅读，请与本社联系调换
广东经济出版社常年法律顾问：胡志海律师

目录

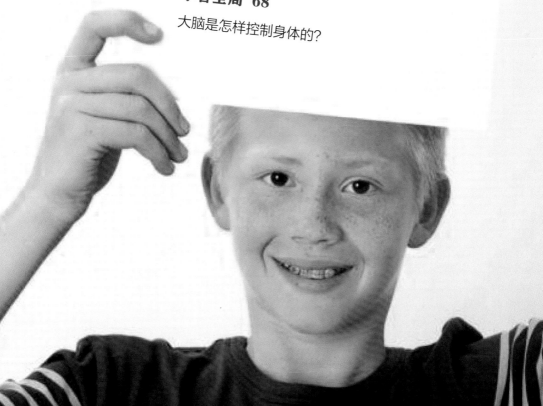

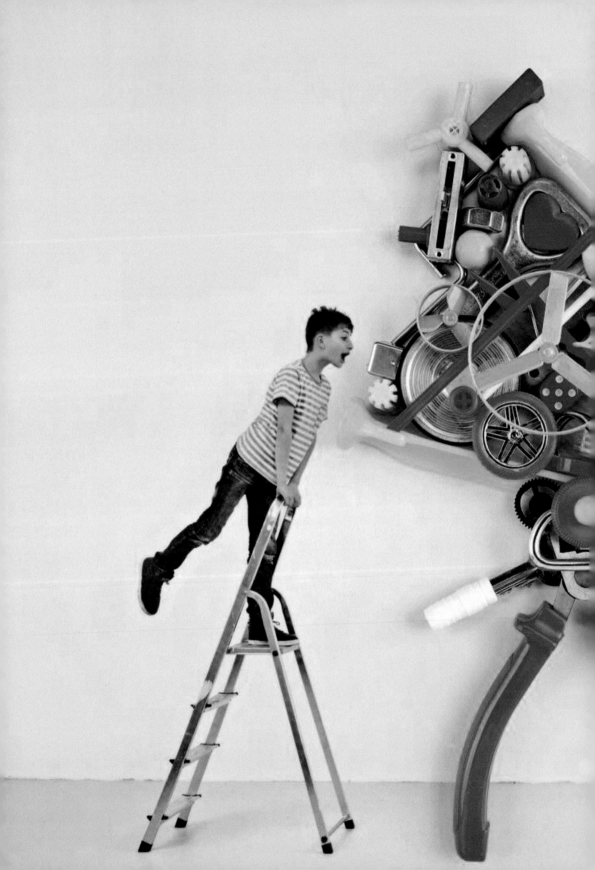

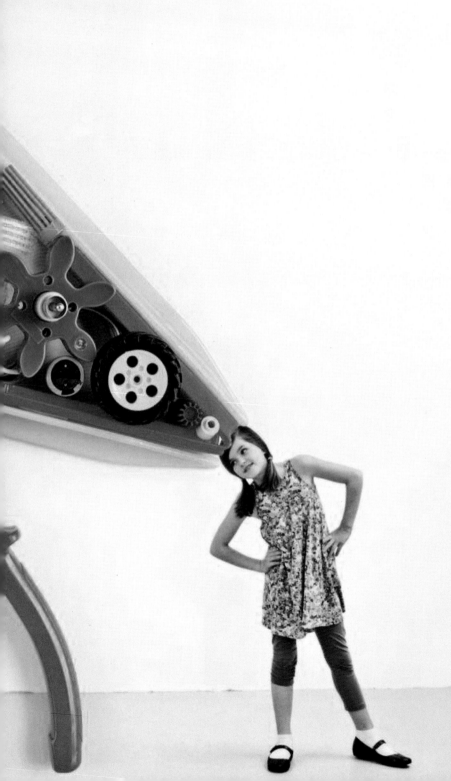

我脑袋里有什么

关于大脑这个神奇的装置，你应该知道这些

 大脑为什么有褶皱?

　　大脑——准确来讲是几毫米厚的大脑外层，它皱得像一颗核桃。它叫做大脑皮层，就像树皮一样薄，而且位于大脑的最外侧。如果没有大脑皮层，我们就不能思考、学习、感觉、阅读、品尝，不能听、不能说，不能做许许多多人类最擅长的事。正因为如此，我们人类大脑皮层的面积比大多数动物的都要大。为了能够把它装进我们的脑袋里，大脑皮层要折叠起来才行。只有这样，我们小小的脑袋才能装得下更多大脑皮层。就像一张大浴巾一样，只要把它团在一起，就能装进手提包里了。

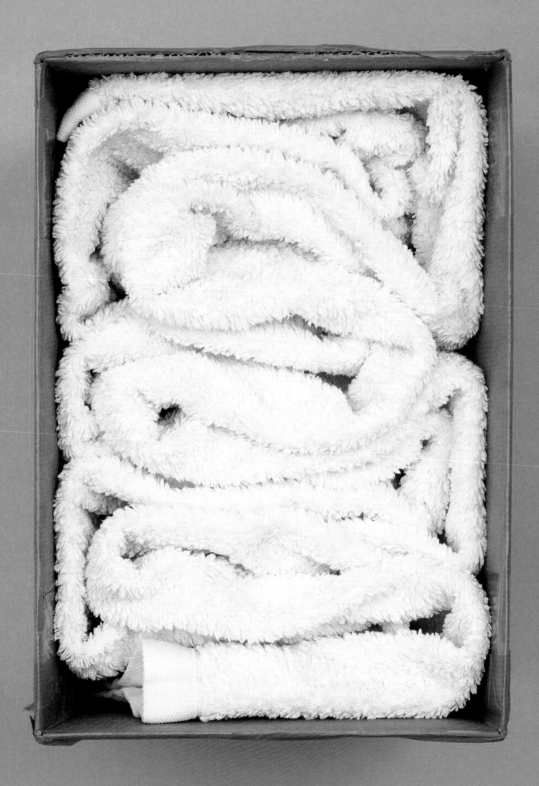

大脑是什么手感？

　　这要取决于具体情况。大脑被三层脑膜一层又一层地包裹着，它们起到保护、加固大脑的作用，也负责大脑的血液供应。虽然三层脑膜的厚度不同，但它们的手感却比较相似，摸起来都像皮革一样。如果去掉脑膜直接触摸大脑，感觉它是光滑、略有弹性的，就像熟了的李子一般。

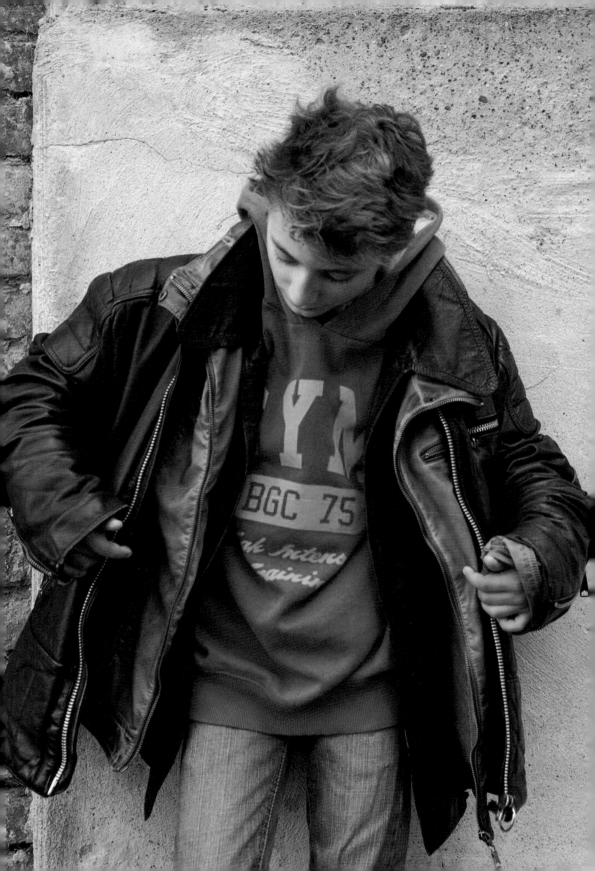

大脑灰质是什么？

"动动你的脑筋吧！"你是不是常常听到这种说法？

没错，"脑筋"就是指我们的大脑，或者是组成大脑的基本单位。你可以把这些细胞想象成一棵长着许多枝杈的树。它们拥有细长而繁多的分支，就像一些非常微小的装满液体的袋子。由于呈灰色，它们被称作"灰质细胞"。其实，它们的正式名称是神经细胞，而那些分支叫做突起。除此之外，构成大脑的还有其他种类的细胞，如包裹神经细胞的胶质细胞，它们负责支撑神经细胞并维持其形态。大脑中还有另外一些细胞，有的能让血液流向正确的地方，有的能够抵御细菌等入侵者的进攻。这些细胞的功能多种多样，它们的数量也十分庞大。在我们的大脑里，每有一个神经细胞，就有两个以上的其他细胞。

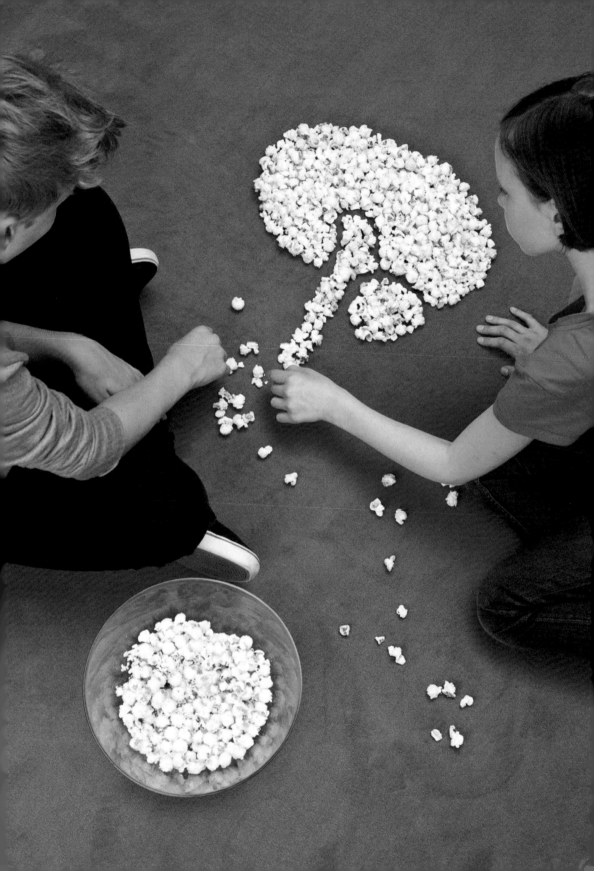

人有多少个神经细胞？

回想一下所有你认识的人，不管是公交车司机还是你的朋友，想想所有你放假时去过的大城市，再想想你在火车站或者足球场里见过的所有人。把这些人数加起来，也比一个大脑里的神经细胞数量要少得多。大脑里有大约500亿到1000亿个神经细胞，比地球上的总人口要多得多。如此庞大的数字是数也数不清的，所以我们只能估计它们的数量。

为了帮助你想象这个庞大的数字，这里还有另外一个例子。假设每个神经细胞都像榛子一样大。那么，想象一下用榛子填满你的学校的场景。这时候，学校里的榛子的数量就相当于大脑中神经细胞的数量了！

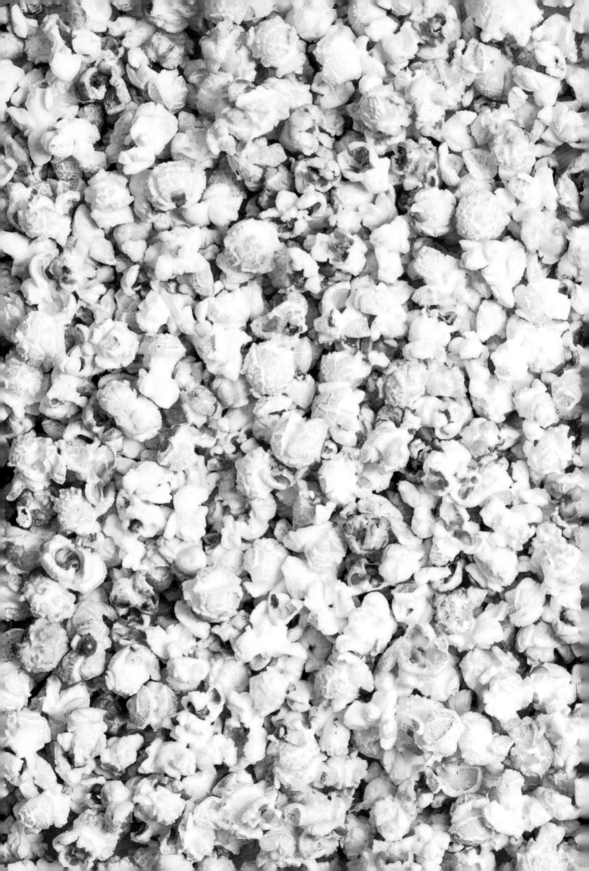

大脑有多重？

成年人的大脑有一大瓶水或六个苹果那么重。一般来说，它的重量约为1400克。我们没法给出准确的数据，因为大脑就像耳朵、双脚等身体部位和器官一样，每个人都是不一样的。但无论如何，六七岁时的你，大脑重量便已经与成年人相当了。大脑很重，同时也很轻，因为它的重量仅仅占我们体重的很小一部分。

 ## 大脑是什么颜色的？

不仅所谓的"灰质细胞"是灰色的，许多其他种类的脑细胞也具有相似的颜色。因为有细小的血管网络遍布大脑之中，它们为神经细胞提供氧气和营养物质，所以，大脑从外面看上去并不是纯灰色的，而是有点发红的颜色。只有蚂蚁或其他昆虫的大脑才是灰色的，因为有的昆虫血液不是红色的，而有些昆虫的大脑里根本就没有血管。

我们的大脑内部几乎是白色的。因为这里全都是"电缆"，也就是神经细胞的突起，它们连接着大脑的不同区域。就像真正的电缆一样，突起也被一层绝缘层包裹着，绝缘层中富含脂质。脂质又是什么颜色呢？没错，就是白色的。

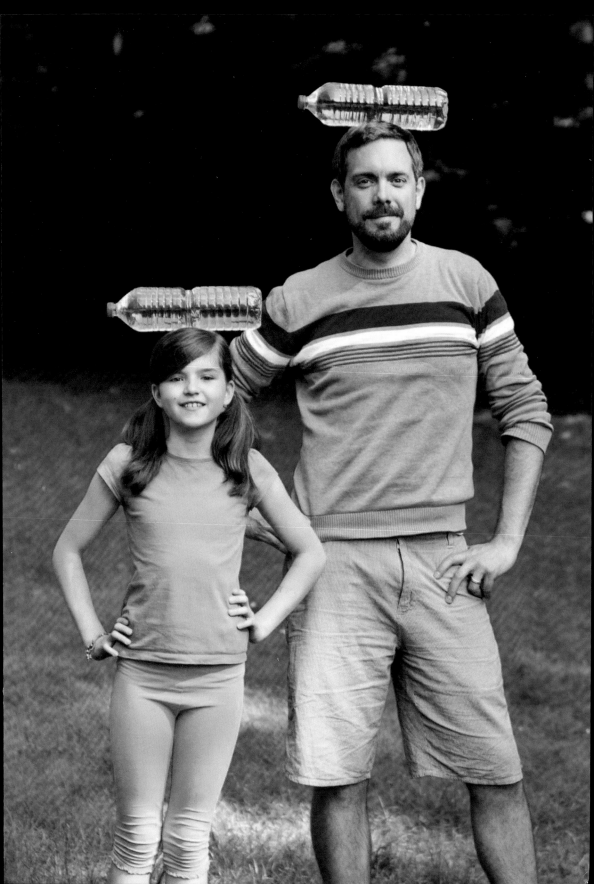

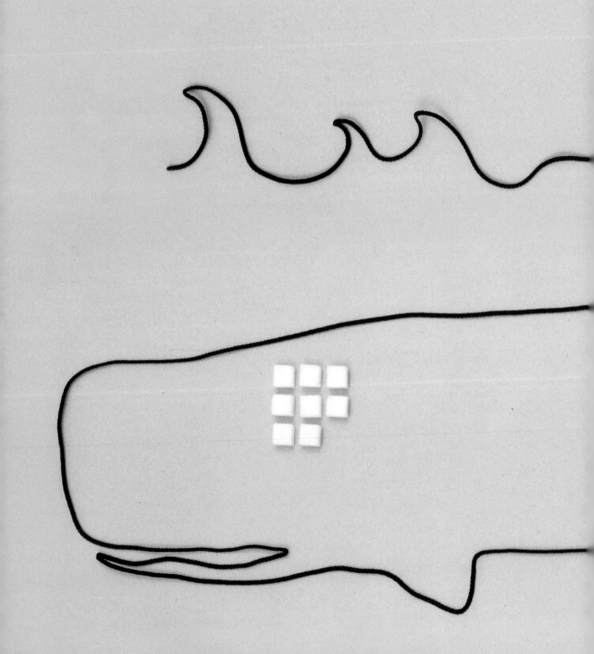

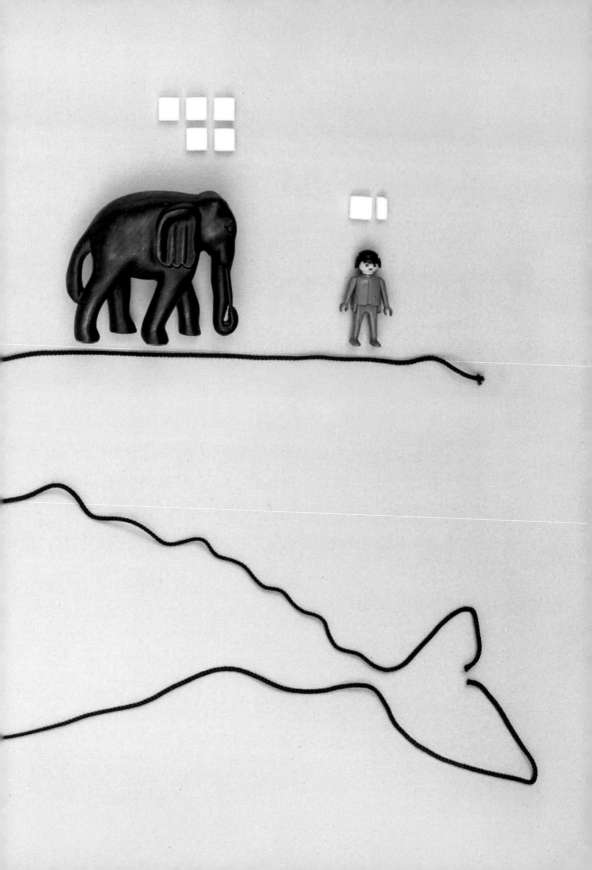

哪种动物的脑子最大？

　　这项纪录的保持者是抹香鲸。它们的大脑就跟南瓜一样大，重量超过8千克，比人脑的5倍还重。排在它后面的是蓝鲸等其他大型鲸类，其次是大象。大象的大脑重量接近5千克。排在大象后面的就是人类了，我们的大脑有1千克以上的重量。大猩猩和黑猩猩这样的类人猿虽然是最聪明的动物，但它们的大脑重量也只有我们的一半。狗的大脑重量在100克以上，相当于一板巧克力；猫的大脑重量在30克左右；老鼠的大脑重量低于1克，相当于一颗豌豆。最小的大脑重量低于千分之一克。苍蝇的大脑就是这样，它由数千个神经细胞构成，重量约为两千分之一克。蠕虫拥有最简单的大脑，其重量约为百万分之一克，就像一粒尘埃那样。

大脑为什么叫做"大脑"？

"脑（Hirn）"这个词很可能来源于日耳曼词汇"hersan"或"herzn"。据猜测，它们的意思应该是"身体的顶端""脑袋"或"头"。在中世纪，这些词汇演变成了"hirni""herni""hirne"或"herne"，发音已经很接近现代的词汇了。

"大脑（Gehirn）"一词中的"Ge-"说明，这个词是不同部位的总称。就像一间房子里的房梁（Balken）统称"Gebälk"，一棵树上的所有树枝（Äste）统称"Geäst"一样。因此可以把"大脑"理解为"脑袋里的所有东西"。

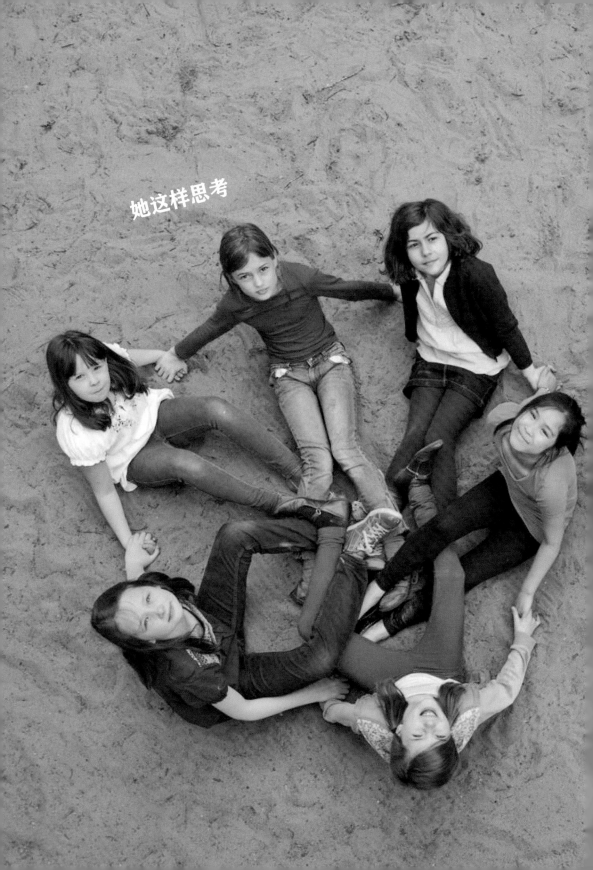

她这样思考

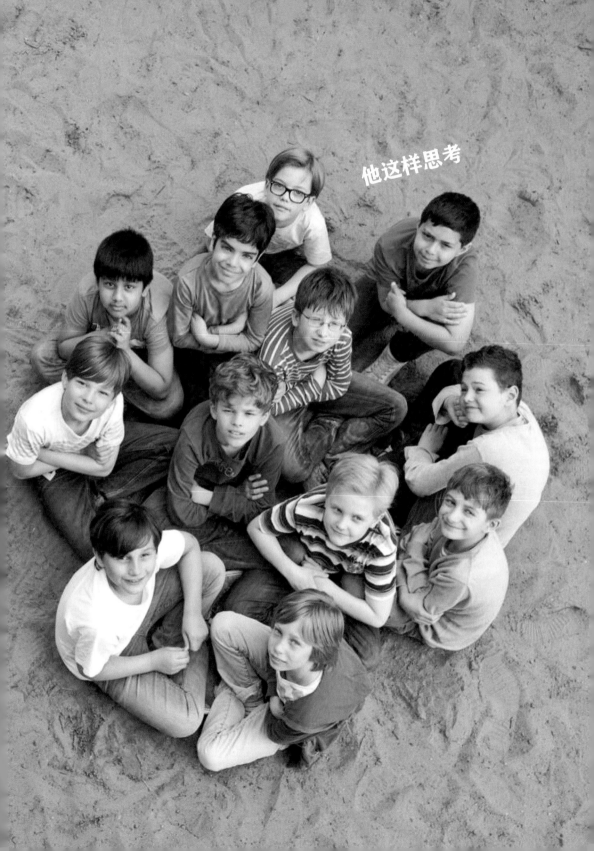

他这样思考

男性和女性的大脑一样大吗？

男性的大脑确实比女性更大、更重一点，这个差异在数百克左右。但是身为男生，你也不要觉得自己比女生更有优势哦！因为相比男性，女性的大脑中有更多的突触，这意味着神经细胞之间有更多联结。知道了这些再想想看吧，更大的大脑和神经联结更丰富的大脑，到底哪一个才更好呢？科学家们发现，有些事女性做得更好，而有些事男性做得更好，但是他们都一样聪明。

存在没有大脑的动物吗?

在动物界，没有神经细胞也能存活的可能只有海绵了。这种简单的动物不会动，它们只会摄取偶然经过的食物。这样的生活方式不需要用到神经细胞。但是比它们稍微发达一些的动物就会拥有神经细胞和简单的神经系统，如水母和海星。这些动物可以做出一些反应和决策，例如逃跑或向食物靠近。

许多神经细胞聚集在动物身体的前端，形成了大脑。拥有大脑的最简单的生物是蠕虫，其次就是更发达一些的动物了，如昆虫、鸟类、鱼类、两栖类动物、哺乳类动物（包括人类）。

除此之外，还有一些单细胞生物，如草履虫和变形虫。虽然它们没有神经细胞，有些生物学家认为它们不属于动物，但是它们依然可以对外界做出反应。这是因为，这些单细胞生物的某些部位能够感知温度、光线等的变化，并直接引起生物的运动。

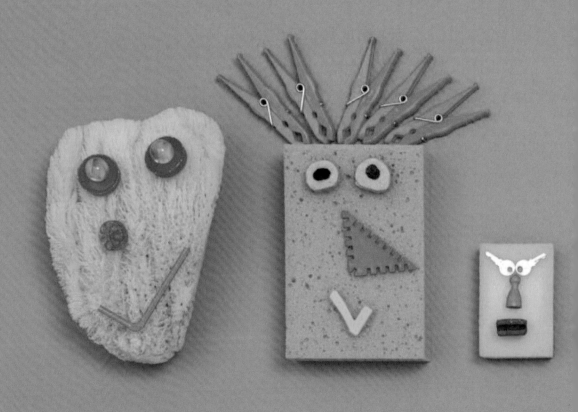

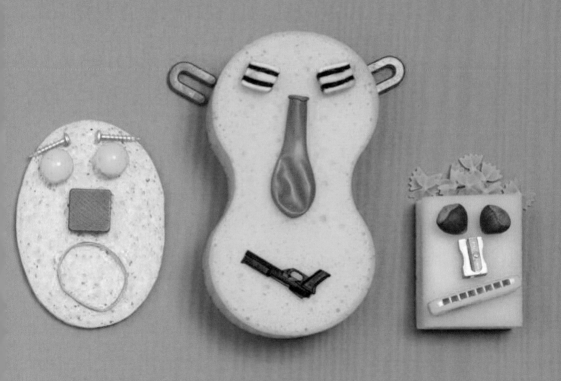

蚂蚁的大脑有多少沟回？

蚂蚁的大脑没有沟回。只有大脑皮层发生折叠，大脑才会有沟回。蚂蚁的大脑没有大脑皮层，结构非常简单。它们的大脑的神经细胞也少于一百万个，因此并不会出现空间不足的情况。当需要装进小小的脑袋和大脑皮层里的神经细胞越来越多时，大自然才会采用折叠的技巧来节省空间。

达到了青蛙和蜥蜴这种发达程度的动物才会拥有大脑皮层。而只有达到老鼠、狗、鲸鱼（当然还有人类）等哺乳动物的发达程度，大脑皮层才足够用来处理更加复杂的事情，如语言和思维。这些哺乳动物的大脑皮层面积较大，所以它们拥有脑沟回。不过，并非所有哺乳动物都有脑沟回。大鼠和小鼠就没有脑沟回，而猴子、鲸鱼和大象的大脑皮层就已经有很多褶皱了。

最长的神经细胞有多长？

　　每当你思考的时候，其实你就是在体验神经细胞的长度。假如你的脚趾撞到一块石头，你就会感觉到疼痛。你之所以会感到疼痛，是因为一个神经细胞感知到了脚趾上的碰撞，并且将这个信号传输到了大脑。难以置信的是，信号从脚趾传输到大脑的过程中仅仅只需要经过一个神经细胞，它拥有长长的轴突。有些人的身高在两米以上，他们体内最长的神经细胞就可能接近两米长。

　　至于动物，比如鲸鱼，它们的神经细胞有多长呢？鲸鱼的神经系统和人类拥有相似的结构，因此我们完全可以认为，它们体内存在连接尾鳍和大脑的神经细胞。也就是说，蓝鲸体内的单个神经细胞最长的可能达到40米。

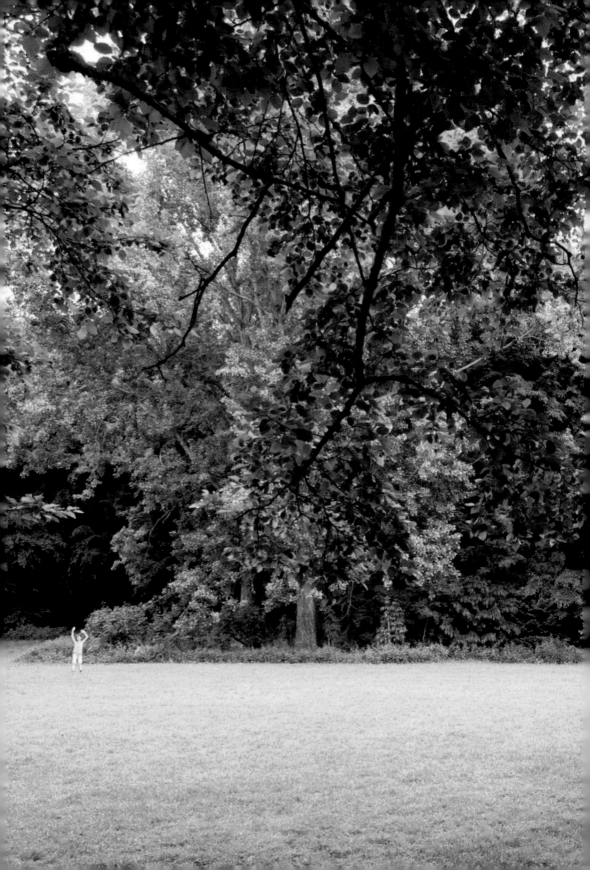

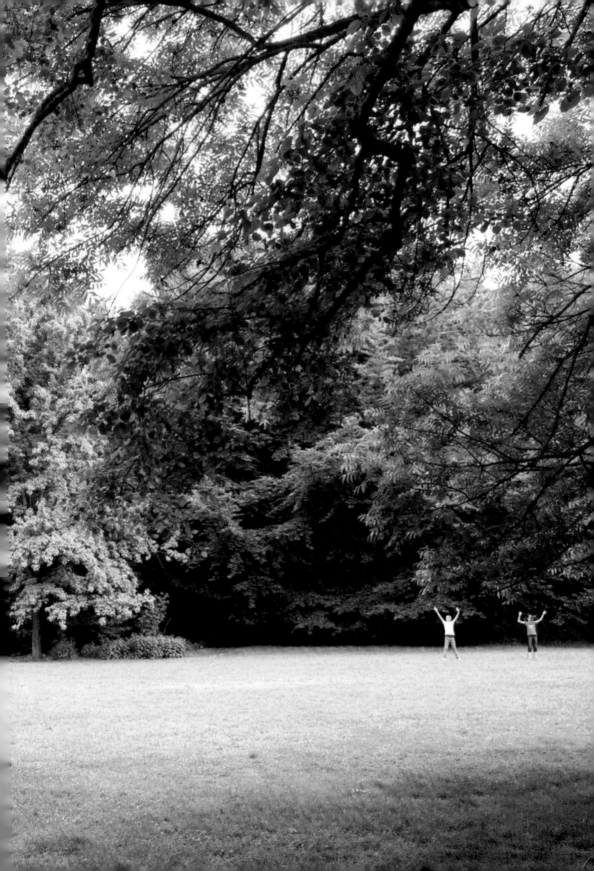

灵感来了

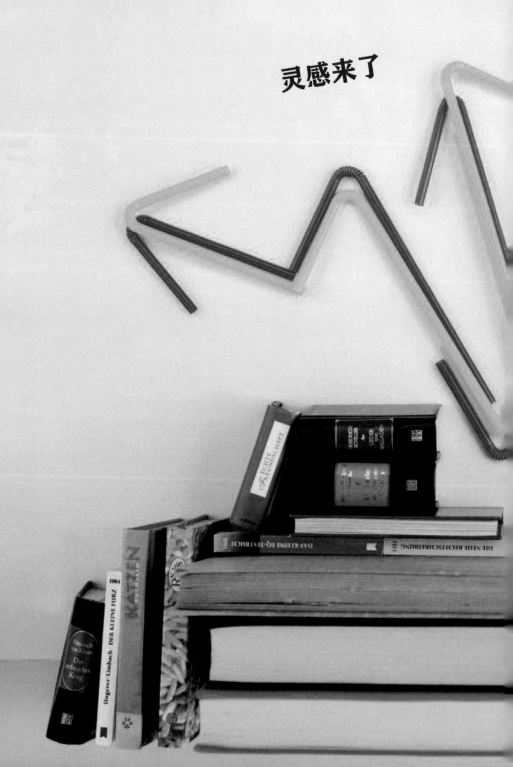

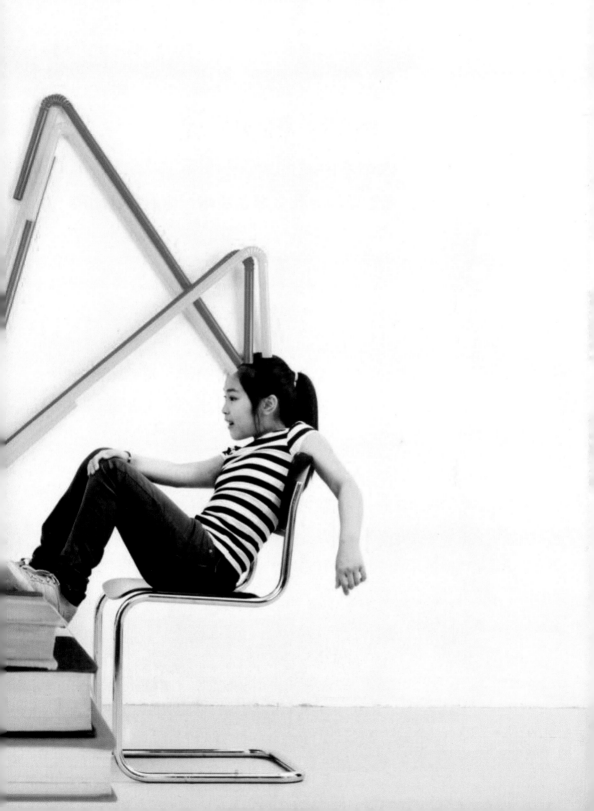

思想有多快、多丰富、多自由？

● **阿尔伯特·爱因斯坦为什么那么聪明？他的大脑比别人都大吗？**

"我没有什么特别的天赋，只是拥有热切的好奇心。"这是阿尔伯特·爱因斯坦曾经说过的话，也许这足以解释为什么他总是有那么多新发现。虽然人们仔细地研究过他的大脑，但是并没有发现什么特别之处，他的大脑并没有比常人的大。而且阿尔伯特·爱因斯坦也并不总是很聪明，他的法语成绩并不突出，小时候的他学说话很晚，并且他很不擅长体谅他人。

人类大脑之间的大小差异本就很小，对于实际的功能也并没有什么影响。但对于动物来说，大脑的大小差异就显得很重要了。显然，大脑更大的动物会做的事也更多。老鼠比蚂蚁会做的事情更多，而狗又比老鼠会得多。但是事情总有例外：马的大脑比黑猩猩要稍微大一些，但显然还是后者更聪明一些。

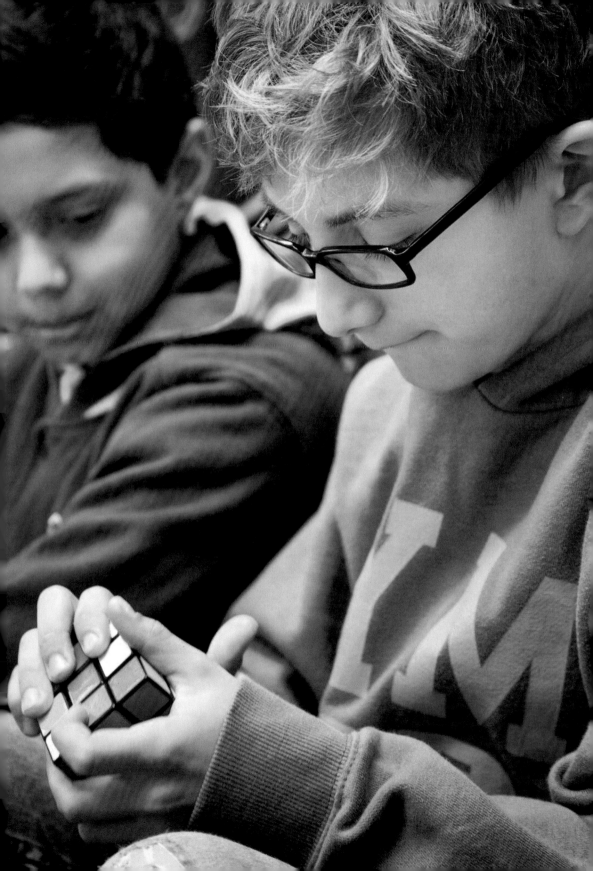

三个"大脑"——一箱积木

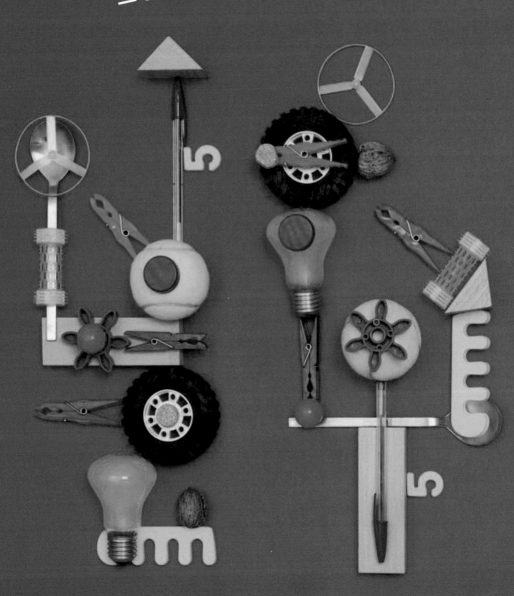

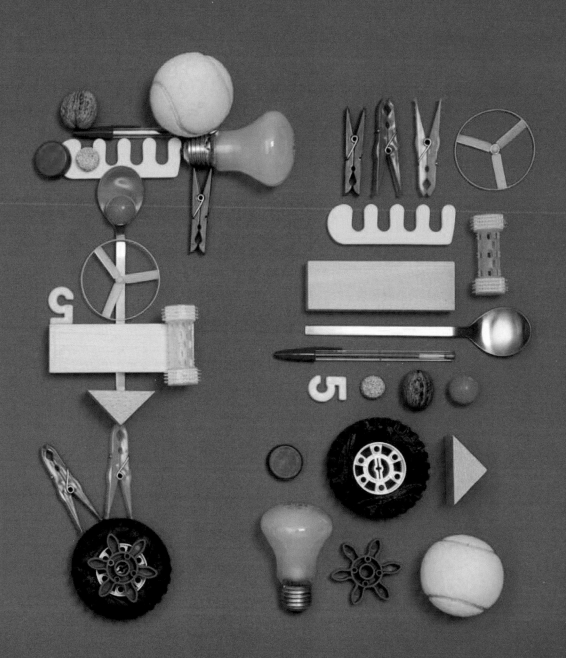

为什么每个人的大脑都一样，想法却不一样？

想想你最好的朋友吧。尽管你们有不少相同点，但总体来说，你们应该还是相当不同的，所以你们的大脑也是不同的。我们做的所有事情、我们的感觉和思考都会改变神经细胞之间的连接方式，而我们的大脑结构也会随之改变。每个人的所见所闻、每个人的思想都是不同的，所以每个人的大脑也都是不同的。

而且，我们的大脑从一开始就不一样。我们会通过父母的基因得到基本的身体构造。尽管每个人都有一个鼻子，但每个人的鼻子都会有些许的不一样。大脑也是一样。有些人的大脑可能天生就具备很强的潜力，但至于会不会发育成聪明的大脑，还要看大脑的主人们怎么使用它们。

你可以把大脑想象成一大箱积木。起初，每个人都拥有相似但并不完全一样的积木。你用这些积木搭起来的东西自然会跟你朋友搭的不一样，但是只有投入足够的精力，你才能做出好作品。

人的思维有多快？

你平时可能很难注意到，你的大脑思考的速度常常比汽车或火车还要快。当一个神经细胞向另一个神经细胞传递信号的时候，电脉冲沿着神经细胞的轴突传导的速度高达360千米/小时。

尽管如此，我们思考复杂的问题还是需要很长时间。例如我们心算"17乘23等于多少"这样的数学题，或是在饭店思考"吃披萨还是面条"的时候。这是因为，尽管脑内的神经传导非常迅速，但是对这些信号进行整合却需要花费较长时间。在神经细胞相互连接的地方存在着突触，它决定了是否继续传输某个信号。尽管传输过程仅仅需要千分之几秒，但是如果有很多神经细胞参与的话，这个时间就很容易超过一秒——甚至更久。

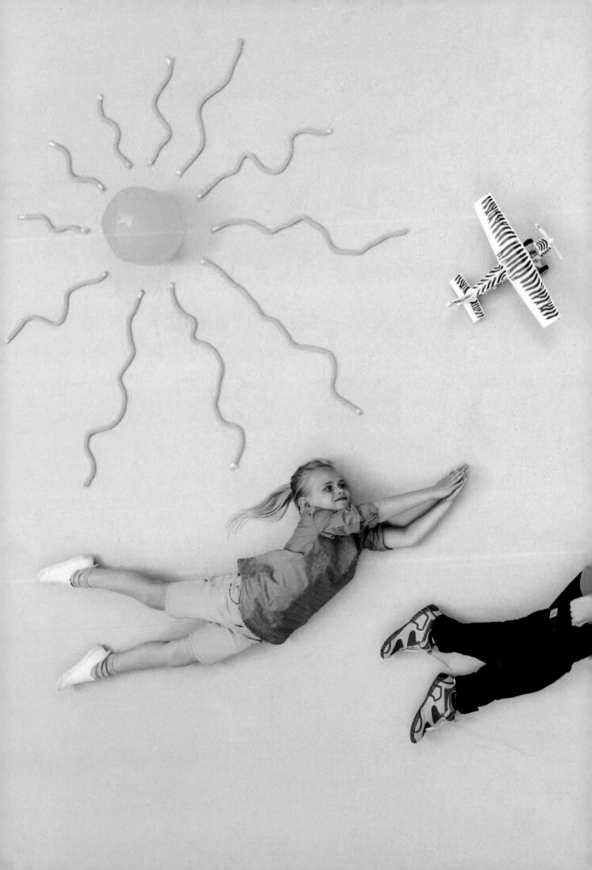

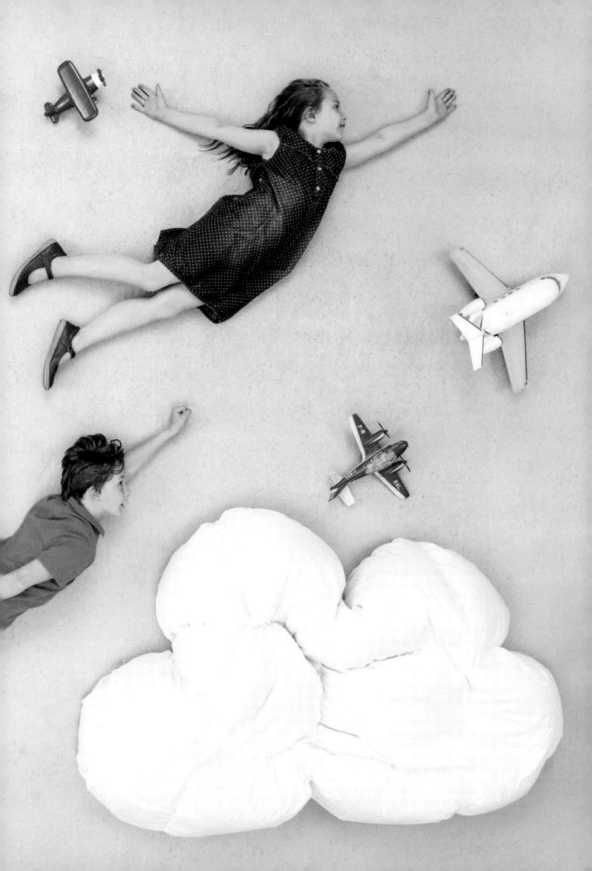

有没有不同的脑细胞对应不同的科目？

就算你是个数学天才，在你的大脑里寻找"数学细胞"也是白费力气。因为单个神经细胞对于解决特定问题的作用是有限的，真正的成功秘诀在于多个细胞间的合作。

共同处理某些事情的神经细胞所在的位置通常比较接近。正因如此，我们才能大致总结出大脑各个区域的分工。比如说，大脑皮层的前部，也就是额头后方的区域，负责解决与人相处时产生的问题；后脑勺附近的区域负责视觉，而耳朵前方的区域负责运动。

那数学呢？做数学题的时候，你的耳机横梁附近的神经细胞会变得活跃。除此之外你还需要读题、填写答案，因此无论你学习什么科目，大脑的许多区域都会同时变得活跃起来。

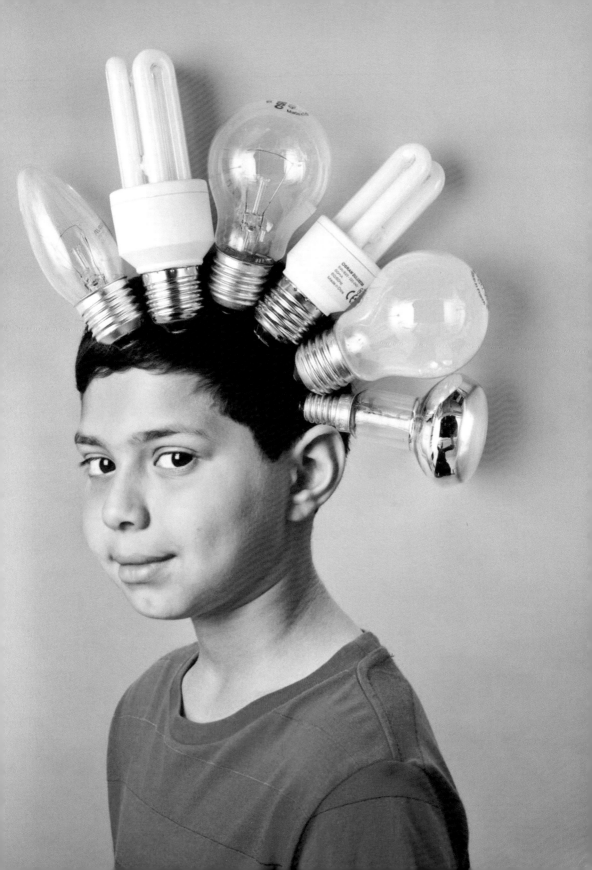

植物聪明吗？

在某些方面，植物是很聪明的。比如说，它们会对刺激做出反应：食肉的植物会做咬合的动作、含羞草被触碰时会把叶子收起来、花朵会朝向光的方向生长。

但是研究者没有在植物体内发现神经细胞，也没有发现起到类似功能的细胞。我们也不否认，也许植物身上某些部位的某些功能我们可能还不知道，也许植物与人和动物拥有不同的反应方式。但是植物没有像大脑这样复杂的结构，所以它们肯定不能思考，也不能感受到情绪或痛觉。

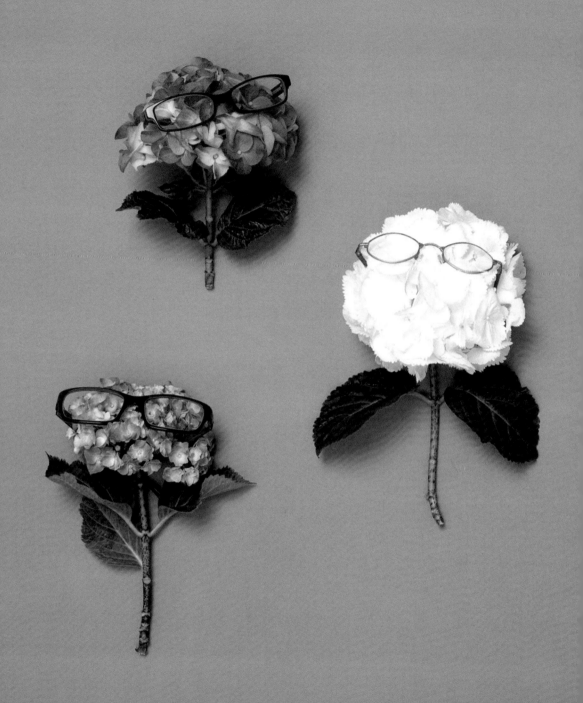

可以把大脑比作电脑吗？

要回答这个问题，我们需要先了解一下两者的原理。简单来说，电脑会借助程序将输入的内容转换成输出的内容。也就是说，电脑会先接收信息，在进行运算之后再产出新的信息。大脑也能做到这一点：足球的图像信息会通过眼睛传输至大脑，大脑会处理这些信息，并给肌肉下达指令，这样脚就会去踢球。在这种情况下，大脑的功能就像一台电脑。

但与电脑不同的是，大脑可以自主学习。它能够主动适应周围的环境和要做的事情。因此，大脑可以应对新出现的或意料之外的情况。大脑的程序不像电脑那样固定不变，它可以随时进行调整。

上面提到的就是两者之间最明显的差异了，不过其他的差异肯定还有。比如：电脑的编码只有"0"和"1"，而大脑的思维具有更多中间状态，可以处理更多的信息；电脑是由电子元件构成的，而大脑是由充满液体的细胞构成。

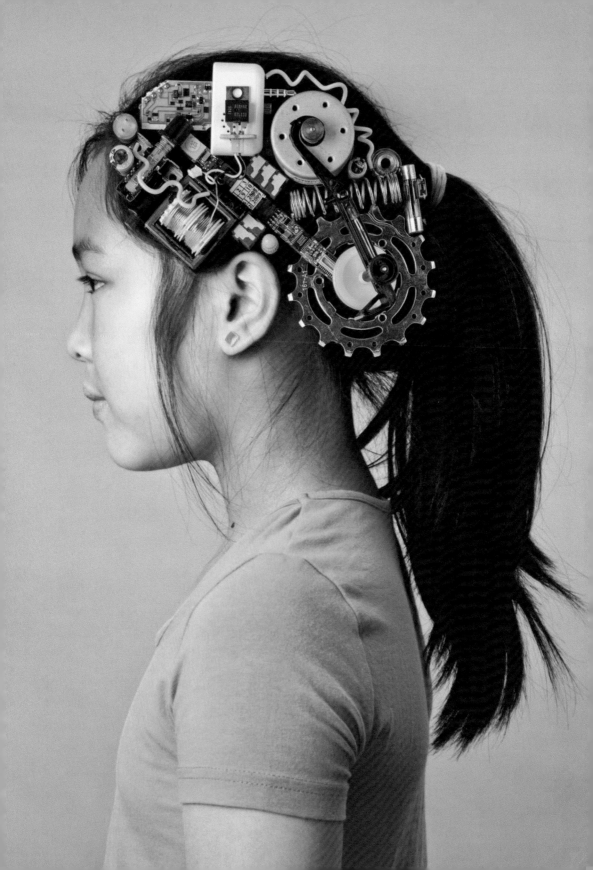

人可以同时想多少东西？

　　我们的大脑的确是个多面手。我们思考的时候，所有事情都可以同时进行：处理声音信息、加工图像、调节血压、控制心律、管理呼吸、活动双腿、转动眼睛……据估计，大脑能够处理超过一千项完全不同的任务——而且是同时进行。但是如果要同时考虑所有事情，我们肯定会忘掉一些东西。如果忘了呼吸可就糟了……所以大脑具备一个绝妙的功能，那就是意识。大脑在处理某些事情时，我们是完全察觉不到的，例如各器官的调节。而在大脑所处理的其他诸多事务中，我们只能意识到其中一件事的存在。你不相信？那就请你回忆一下，你在阅读这一节的时候听到了什么声音吧。

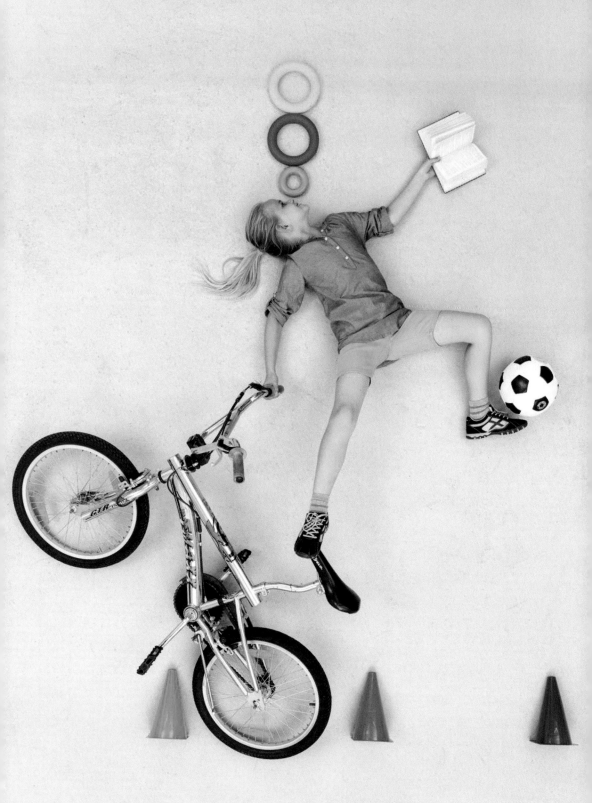

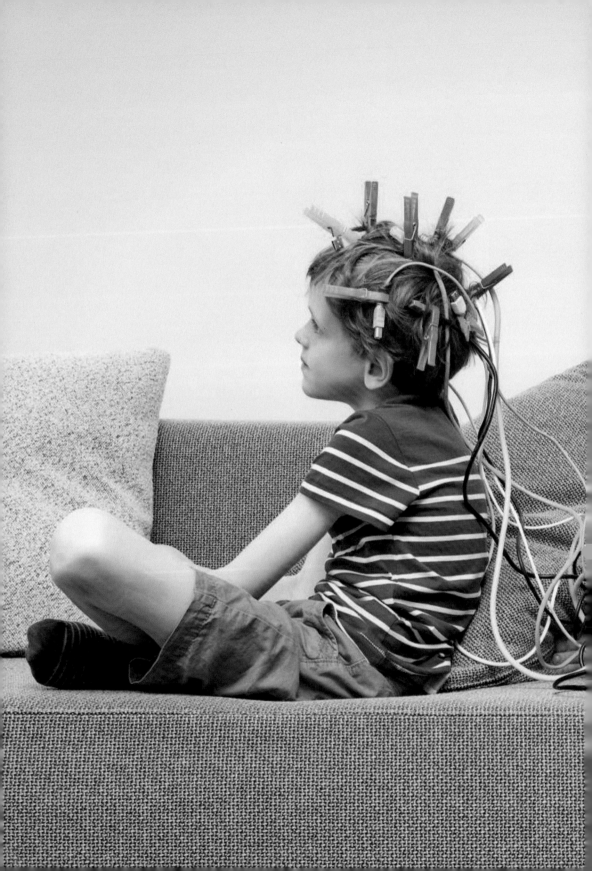

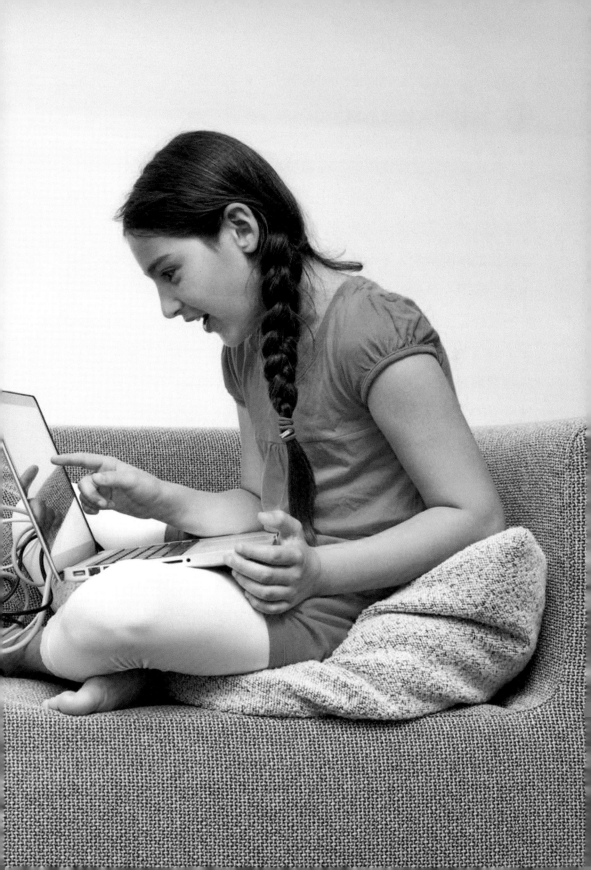

脑科学家能读心吗?

　　你肯定听说过测谎仪吧?在电影和书籍中,人们常常会用它来证明某人犯下的罪行。脑科学家也在做类似的事,他们会用复杂的仪器测量大脑各个区域的活动情况。根据测量得到的脑活动数据,他们能够轻松地预测某个人下一步的行动。例如,他是想把手举起来,还是想把手放下?这个过程就像是观察甜点货架前的顾客一样:他看得最多的甜点是他最有可能购买的。但除此之外,脑科学家也并不能获得更多的信息。世界上没有哪两个人的大脑是完全一样的,每个人的大脑都是真正意义上独一无二的。即便在遥远的将来,像听CD一样了解别人的大脑活动也是一件不太可能实现的事。

 大脑能储存多少个GB?

　　电脑以比特为单位进行存储,一个比特所对应的只有两种状态——黑和白、0和1、高电压和低电压。大脑的工作方式不同于电脑,所以我们实际上无法计算大脑的记忆容量所对应的电脑存储量。但如果一定要进行比较,可以这样计算:假设把神经细胞间的每一处联结都算作1比特,而大脑内约有100兆处神经联结,那么它的容量就超过10TB,也就是10240GB。也有人用其他方法估算出大脑容量约为1000TB,这相当于一座拥有数千本藏书的图书馆中的信息量,或好几台现代的电脑。也就是说，你一生中可以记住非常多的东西，完全不用担心大脑装不下。

 ## 人脑的利用率只有5%，这种说法是对的吗？

总有人大肆宣扬这种观点，尽管他们没有任何依据。也许他们只是想让你掏钱购买所谓的"学习法"、某些设备或者宣称能够改善脑功能的药物。

与之相反的观点才是正确的，我们的整个大脑都得到了利用。首先，脑科学家研究脑细胞时发现，大脑内几乎所有细胞都发挥着某种作用。其次，大自然追求节俭，它会尽力避免资源浪费，这是我们都知道的。如果用到的神经细胞本就很少，那么我们根本就不会拥有这么大的大脑。正因为如此，大脑局部出现损伤通常都会导致脑功能的缺陷。如果我们仅仅利用了5%的大脑，那这种情况也就不会出现了。现在，你可以放心地忘掉这个传言了。

不过我们并不会同时使用所有的神经细胞。我们处理不同的事情时会用到大脑的不同区域。同时激活所有区域并没有什么意义，毕竟你在阅读的时候不必去控制腿或发声器官。

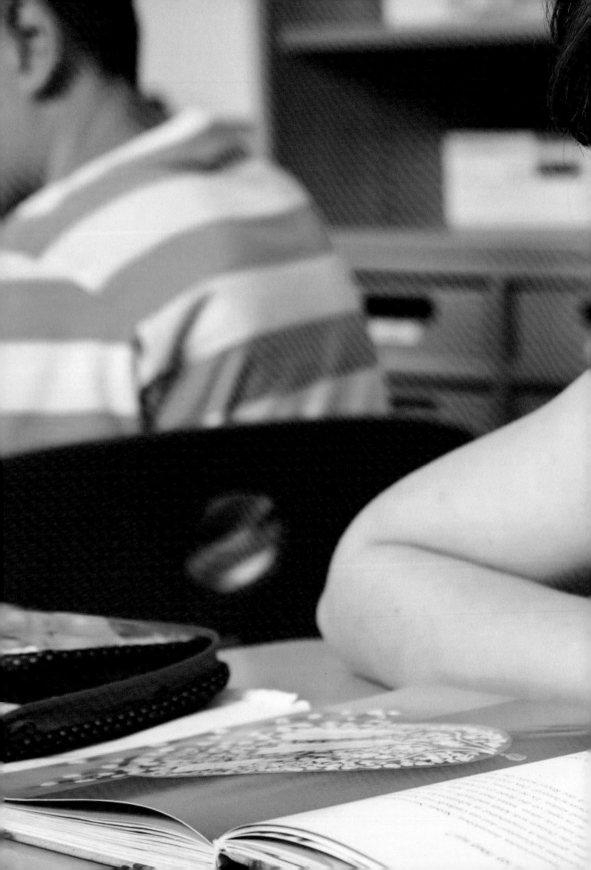

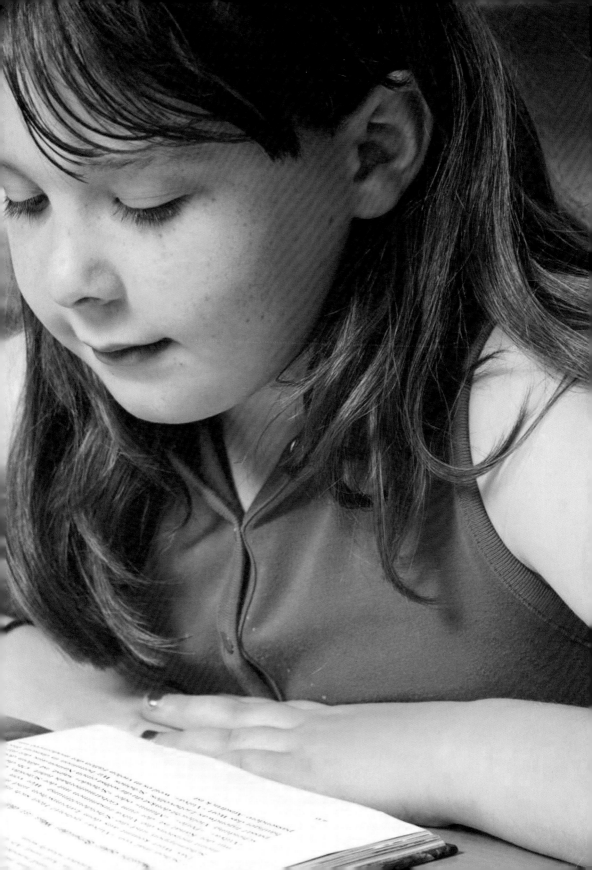

我们可以控制别人的大脑吗，例如"植入某种思维"？

"思想是自由的"，一首古老的民歌这样唱道。这种说法也流传至今。然而有人用动物做过相关实验，他们已经能够通过外部刺激激活或抑制神经细胞了。科学家希望这项成果可以用来治疗特定的疾病。在实验中，研究者给小鼠的神经细胞装上了光传感器，并用极细的灯管将光线传入小鼠的大脑。当神经细胞受到光线的刺激时被激活，它能够正常工作并改变小鼠的行为。研究者可以让小鼠绕着圈跑，也可以让陷入恐惧的小鼠立刻平静下来。

你不需要成为科学家也能轻松地影响别人的思维，相信吗？那就试试这个小技巧吧：让你的朋友说十遍"白色"这个词，紧接着再问他，奶牛喜欢喝什么。如果他的回答是"牛奶"，那就说明你成功地欺骗了他的大脑。"白色"和"奶牛"两个词都与"牛奶"相关联。所以，当你向朋友提问的时候，这种关联就会干扰他的思维。如果不想下意识地给出错误的答案，就必须要集中精神、仔细地思考才行。

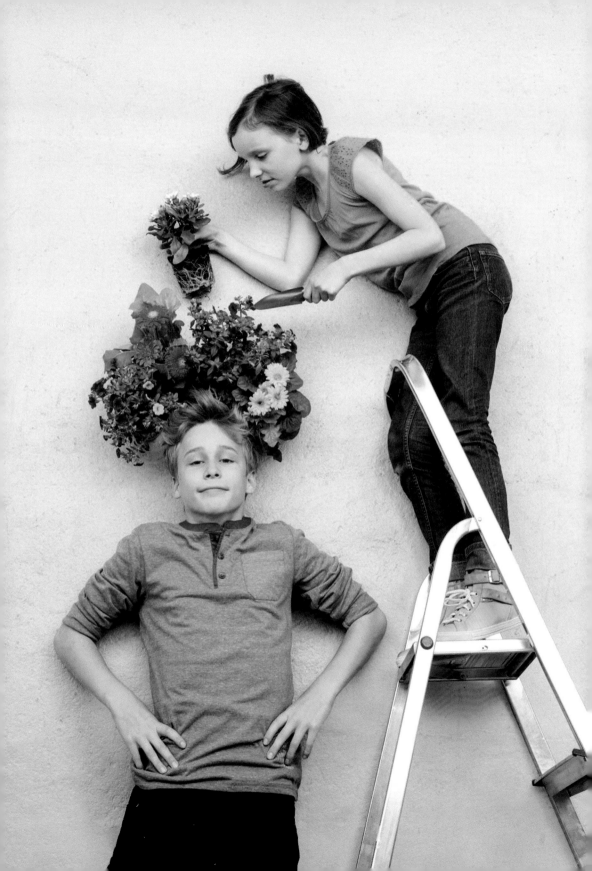

训练就是一切

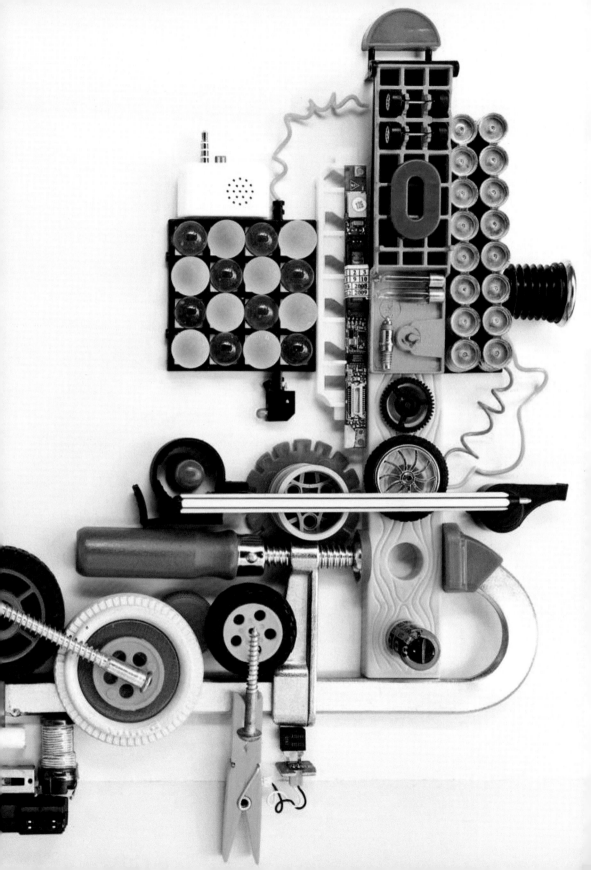

如何改变大脑

 怎样锻炼自己的大脑？

想让大脑做点运动？其实它已经在运动了。我们做的任何事情都会改变大脑。如果长期频繁地、积极地去做某件事情，我们就会越做越好。在这个过程中，大脑对应区域的神经联结会得到加强，有时候还会有额外的神经细胞加入。所以大脑其实也会"长肌肉"。运动员主要锻炼的是自己的项目所用到的肌肉，大脑也是一样，它的"肌肉"也仅仅对应着我们所做的具体训练。比如，背诵诗歌可以锻炼记忆，玩电子游戏可以锻炼反应能力……相反，某件事做得越少，我们就越不擅长。这是因为神经联结会逐渐退化。但是，不管我们怎么锻炼大脑，它的大小都不会改变。

如果仅仅练就了超强的反应能力，那么我们的记忆力、运动能力和语言能力就会变得很差。为了避免这种情况发生，我们最好多做一些不一样的事情，保证做每件事情的频度适中。比如，我们可以读一会儿书、做做运动、玩一会儿电脑、演奏一会儿乐器，再去外面走走……

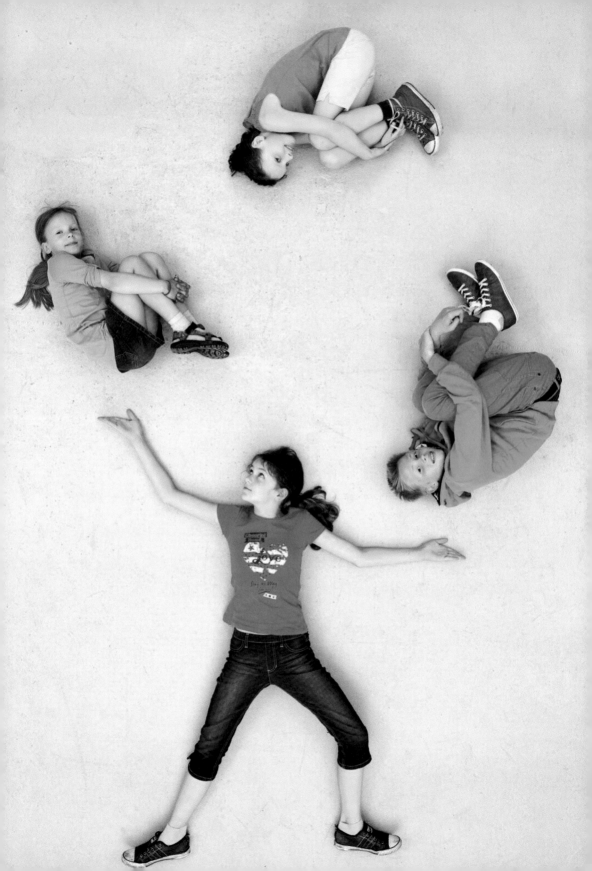

石器时代的人比我们聪明吗？

现代人自称为"智人"，也就是"聪明的人"——确实有些自以为是。考虑到人对待环境和其他人的方式，显然没那么聪明。但是我们肯定要比石器时代的人聪明。因为他们的大脑并不比类人猿大多少，远远不及我们的大脑。

但尼安德特人却是一个例外。他们的大脑和我们的差不多大，甚至还有可能比我们的稍微大一些。但为什么他们最终还是灭绝了呢？也许是因为他们不会说话，不能与同伴很好地交流，又不擅长打猎？或许是全都死于智人传播的瘟疫？又或许是因为他们比智人需要更多的营养，因此无法度过冰河期？这个科学难题或许你将来可以破解。

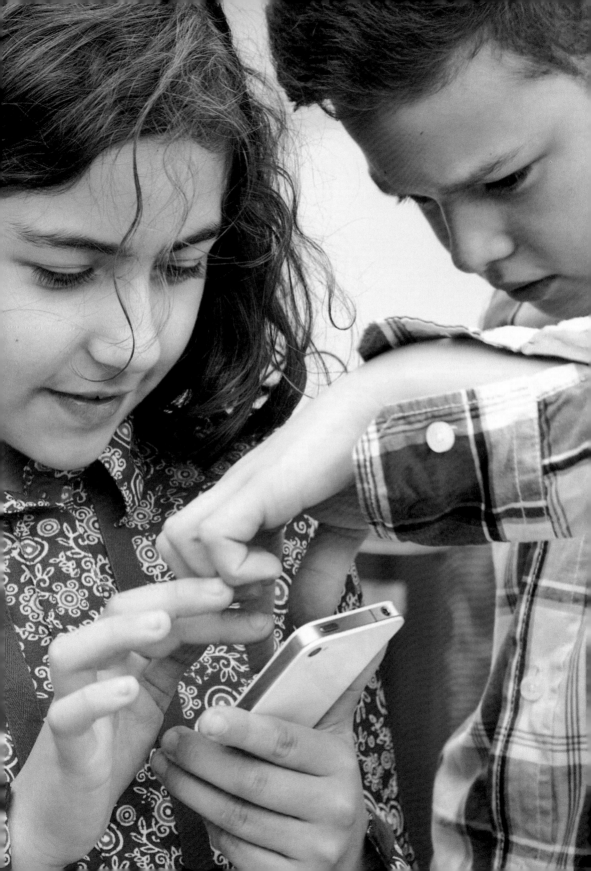

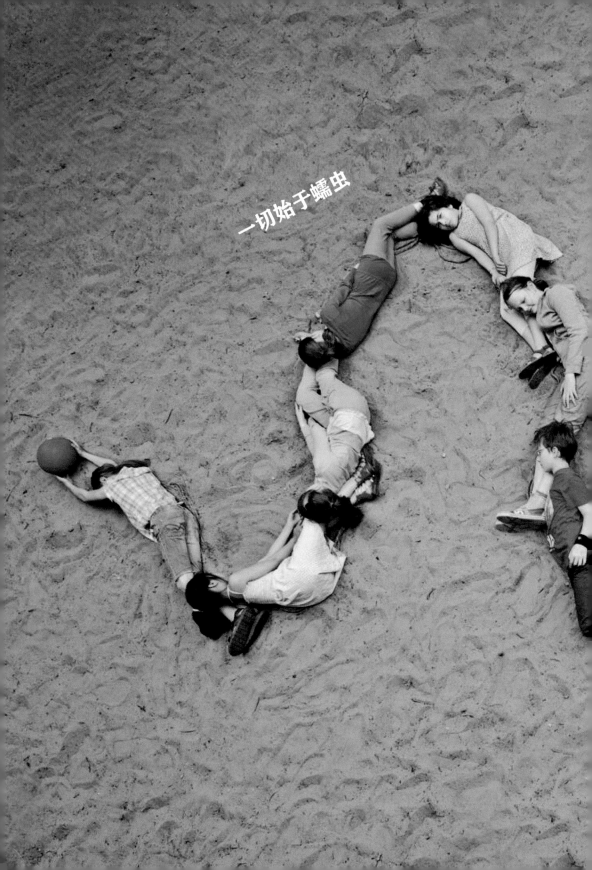
一切始于蠕虫

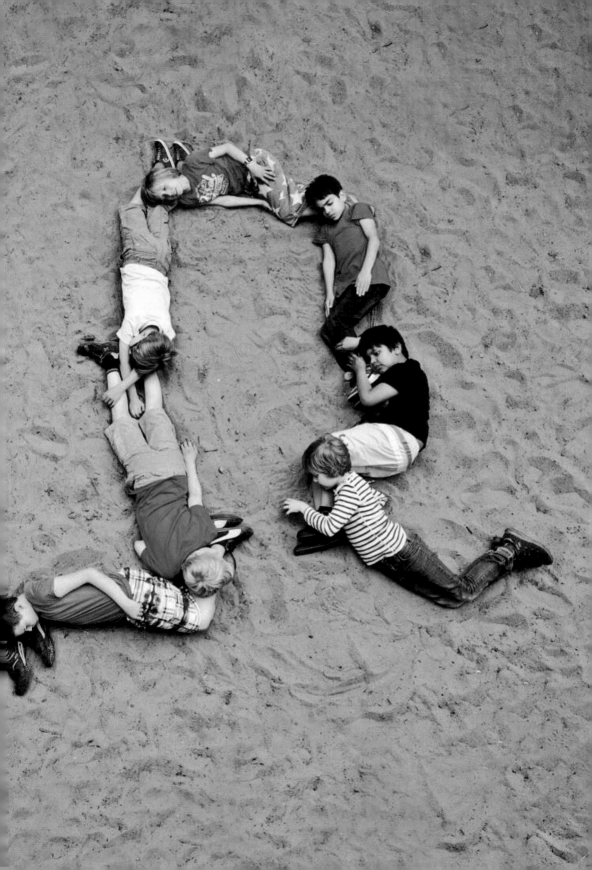

大脑是在生物进化的哪个阶段形成的？

下次你可以仔细观察一下蚯蚓。它的结构看起来似乎非常简单，既没有头也没有四肢。可是当蚯蚓开始爬行的时候，你就可以分辨出它的头和尾了。如果蚯蚓不分头和尾随意向前挪动，它既有可能找到食物，也有可能遇到危险。正因如此，大约6亿年前，在蚯蚓的某个祖先体内，大部分的感觉细胞和神经都聚集到了蚯蚓身体的前端，第一个大脑就这样诞生了。事实证明，大脑确实是个好东西。

人出生之前也有大脑吗？

　　腹中的胎儿已经拥有了部分大脑。他们通过脐带获取营养，这样他们就可以专心地做体操、睡觉、听声音、吮手指了。在此之前，胎儿还经历了许多事情：精子与卵子结合之后不久，大脑就开始发育了。在妈妈怀孕第三周的时候，最初的细胞团中会分化出一个管子，大脑、脊髓和身体上的所有神经细胞都由此发育而来。之后，这个管子会继续生长、变形。在怀孕两个月的时候，这个管子的前端就会出现增厚的部位，形成脑泡。大脑将会在此处发育。在此后的孕期中，大脑的形状会越来越明显，其功能也越来越完善。到了怀孕四个月的时候，胎儿的视觉系统就已经发展到一定程度了，此时腹中的胎儿能够对光刺激做出反应。怀孕七个月之后，胎儿就有听力了。

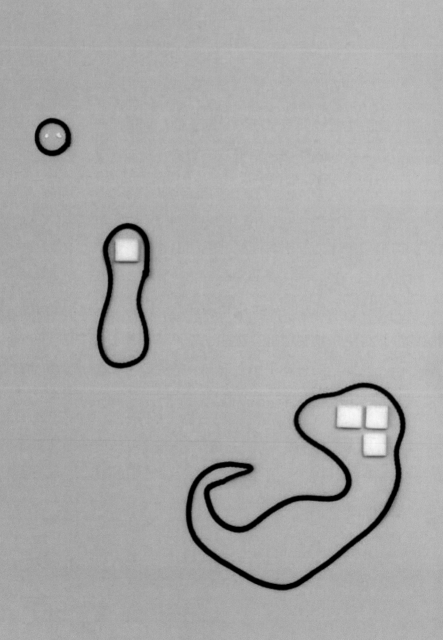

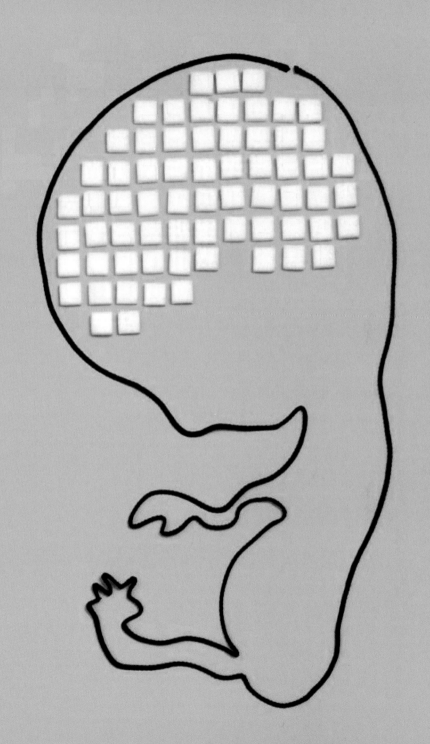

新生婴儿的大脑有多大?

　　新生儿的大脑重量约为成年人的四分之一，不到300克。尽管如此，此时婴儿的大脑中几乎已经具备了一生中会用到的所有神经细胞。婴儿的神经细胞还很小，突起也很少——就像一棵树枝很少的小树一样，因此他们的神经细胞以至于大脑都比成年人的更轻。在婴儿出生以后，大多数神经联结才会逐渐形成，神经细胞自身也会逐渐生长，整个大脑也会变得越来越重。最后，发育完全的大脑重量会达到出生时的四倍以上。

我的大脑还会长大吗？

　　尽管从表面上看，你的大脑已经发育完全了，但是它的内部就像一大片工地。事情是这样的：婴儿出生之后，大脑内神经细胞之间联结的数量会迅速增加。3岁的儿童所拥有的神经联结数量甚至是成年人的两倍。但是儿童的神经细胞工作效率比较低，神经的轴突之间还没有完全相互独立。随着年龄的增长，这种情况会逐渐发生改变。"电缆"之间会相互绝缘，大脑的运转速度也会加快。到了十二三岁的年纪，这种变化几乎已经完成了。大面积的清理工作将始于青春期，没有用的神经联结会被舍弃，神经通路中的弯道会被改成直的。这样一来，大脑在思考的时候就不用绕远路了，是不是很方便呢？

掌管全局

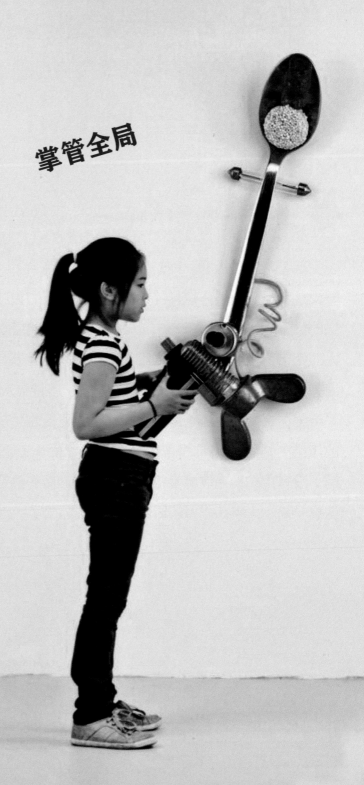

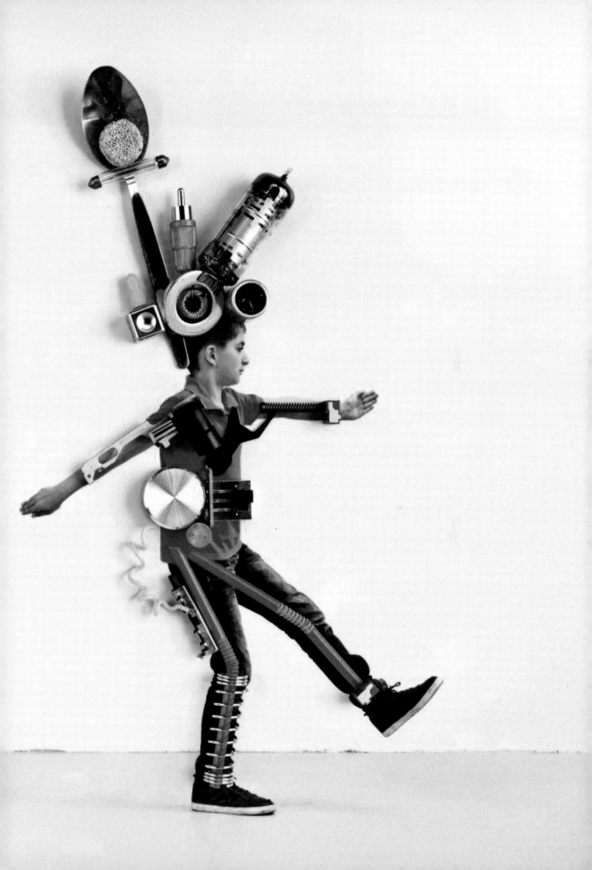

大脑是怎样控制身体的？

 都有哪些地方与大脑相连？

　　欢迎来到身体的控制中心——大脑。没有它我们的身体就是一副空壳，不但没有感觉，而且几乎不能做任何运动。所以我们身体的方方面面其实都跟大脑有关联。神经细胞的轴突从大脑和脊柱中的脊髓延伸至我们的各个肢体和器官。像这样，神经末梢会延伸到肌肉，所以我们的胳膊、腿、手指和脚趾才能运动。我们的身体各处还分布着一些神经细胞和其他种类的细胞，它们能够起到岗哨一样的作用。当你弯曲胳膊的时候、你的皮肤被触碰的时候、一幅画面落入你视线的时候，或是耳朵听到某种声音的时候，这些细胞都会捕捉相关信息并输送到大脑。就连我们意识不到的信息也会被神经细胞输送到大脑，例如血压或血糖浓度。而大脑又会通过神经细胞来控制各个器官，对它们的功能进行调整。

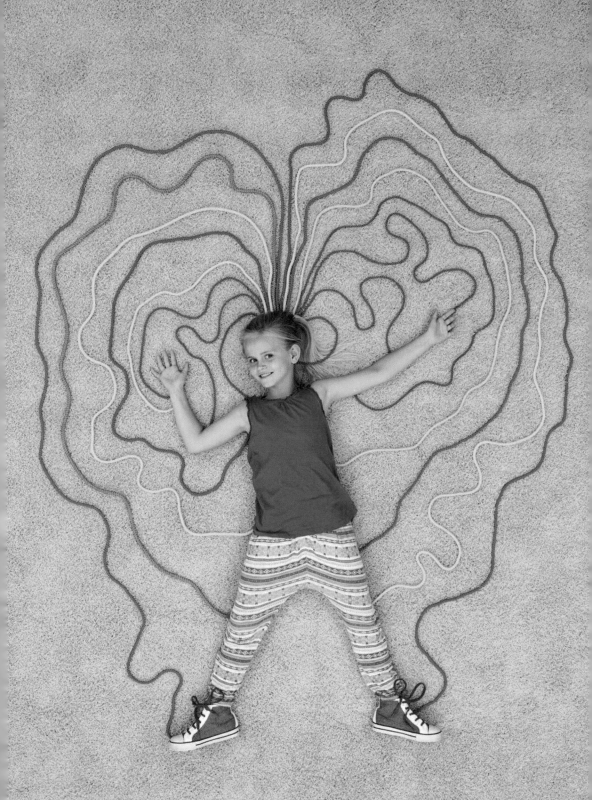

大脑可以变得比头还大吗？

在我们的神经系统中，有一个重要的部分实际上并不在脑袋里。虽然听上去很荒唐，但事实的确如此。脊髓生长在脊柱的空洞中，它不仅可以让身体各部位与大脑相连，还负责引发反射。也许你在看医生的时候已经见过一种反射了：当医生用小锤子敲击你的膝盖骨时，你的腿就会轻微地抽动一下。这种反射可以保护你，它对站立和行走也起到了很重要的作用。你不需要刻意思考，反射也可以让你的肌肉稳定地收缩。如果没有反射存在，你就会摔倒，因为你的肌肉完全松弛下来了。而当你的手碰到滚烫的炉灶时，反射也能让你快速地把手缩回来。反射的一大优点就是，它完全可以自主运作。

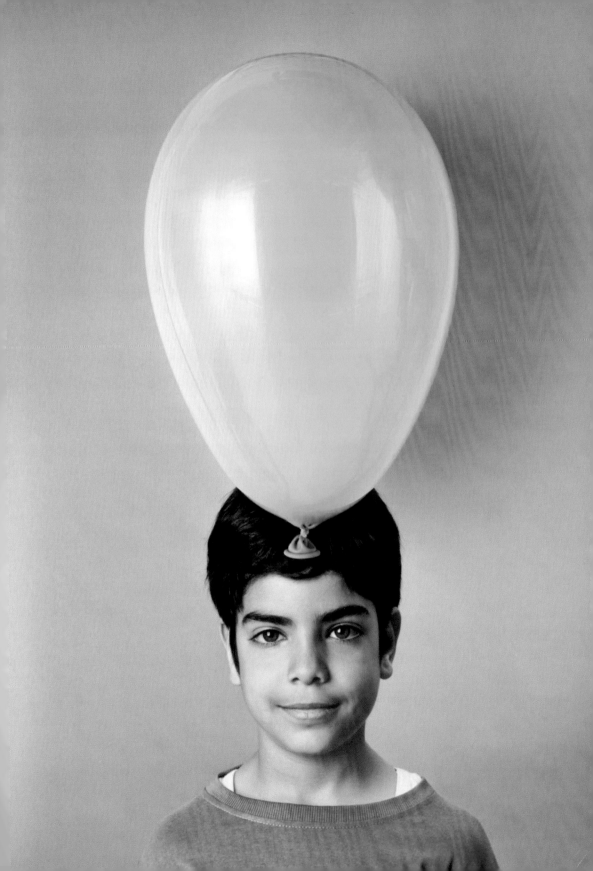

为什么人能下意识地运动？

你试过教小孩子骑自行车吗？骑车要先做什么？什么时候控制方向、什么时候踩踏板、什么时候刹车？到底怎样才能保持平衡？简直太难了！可如果你已经学会了，一切就会变得非常简单。不过，我们需要经历练习的过程。

几乎所有运动都是由大脑控制的。大脑发出的指令会通过脊髓中特定的神经通路被传输到肌肉的位置。我们对于某个身体部位的控制力就取决于大脑中相关细胞的数量。人类的手指非常灵活，这是因为我们的大脑中有许多负责手指运动的神经细胞。当然，大脑所做的不仅仅是发出肌肉运动的指令，它还会接收来自身体的反馈。最后，大脑会逐渐了解动作正确时的感受，它会接收到一系列反馈信息：动作进行到什么程度了？是否存在问题？动作需要调整吗？脊髓会传递大脑发出的指令，反馈信息也是一样，只不过它的传递方向与前者相反，即从肌肉、关节和皮肤中的感受细胞传递至大脑。

除了我们想要执行的动作之外，还有一些运动是我们几乎意识不到的。比如说，在学会骑自行车之后，一些无意识的动作可以让我们保持平衡。

大脑怎样对我们的身体下达指令？

大脑基本上依靠电流运转。每个神经细胞都能发出微小的电流，而电流会迅速沿着神经细胞的轴突传导。仅仅这样还不足以产生运动。我们需要肌肉才能运动。所以神经细胞会将这种微小的电流传导至肌细胞。电流会让肌细胞收缩。当许多肌细胞同时收缩时，整条肌肉就会变短，这样胳膊或腿就动起来了。你可以在你的上臂上清晰地观察到这个过程。当胳膊伸直的时候，肌肉是比较长的。如果你想动一动胳膊，你的大脑就会将电脉冲输送到上臂肌肉，这时肌肉就会变短、变厚，胳膊也随之弯曲。

 ## 半身不遂是不是意味着大脑有一部分坏死了？

大脑没有坏死，但是它会发生改变。对于半身不遂的人来说，他们的人生也彻底地改变了。这时候，行走和站立变得不再重要，而胳膊则被赋予了推动轮椅的新使命，所以健康人的大脑中那些负责行走、站立和双腿感觉的区域会被大脑用来处理其他的事情。大脑中的一部分神经细胞会被赋予其他的任务。而一小部分神经细胞在事故中失去了太多轴突，它们确实会凋亡。

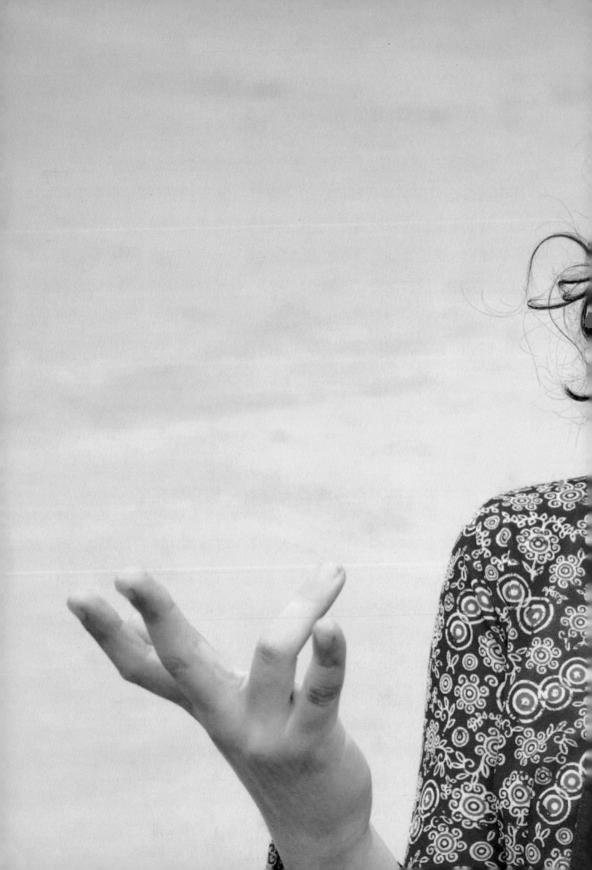

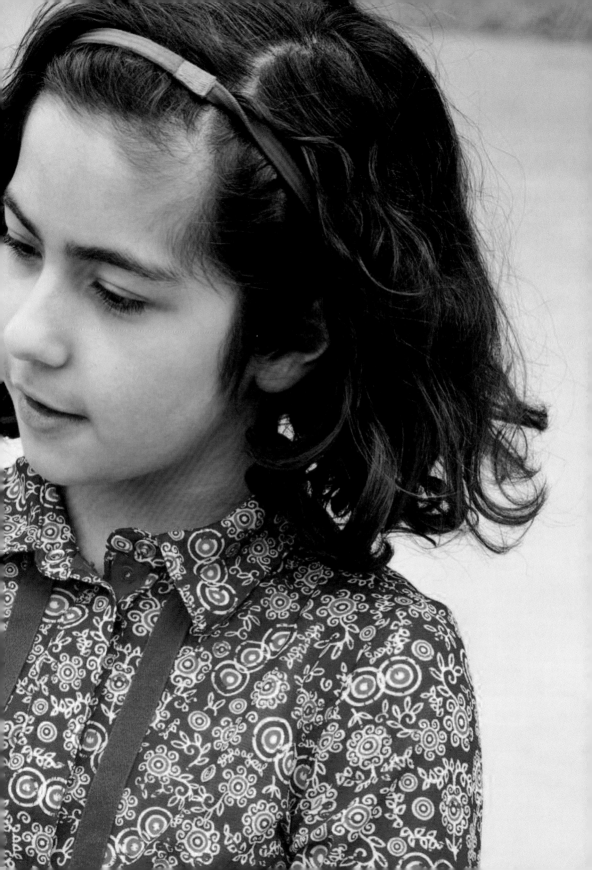

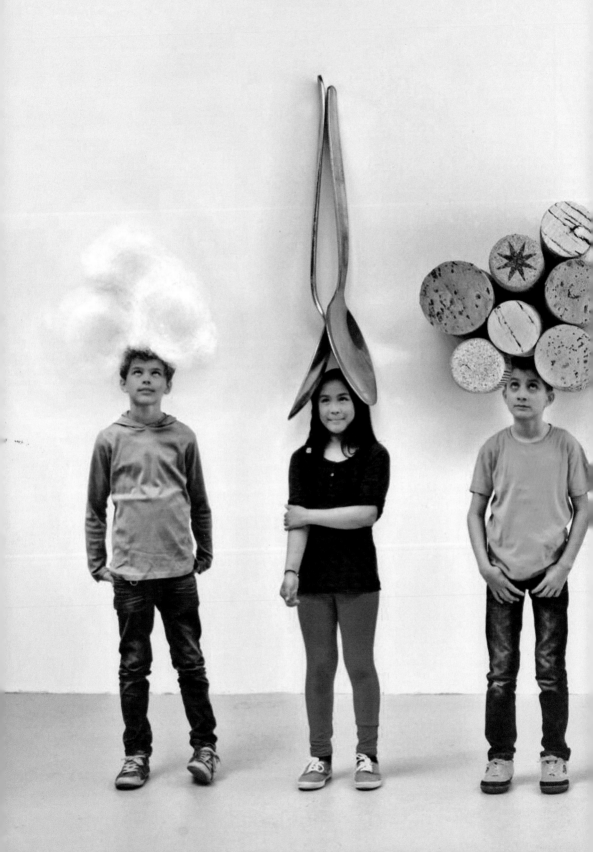

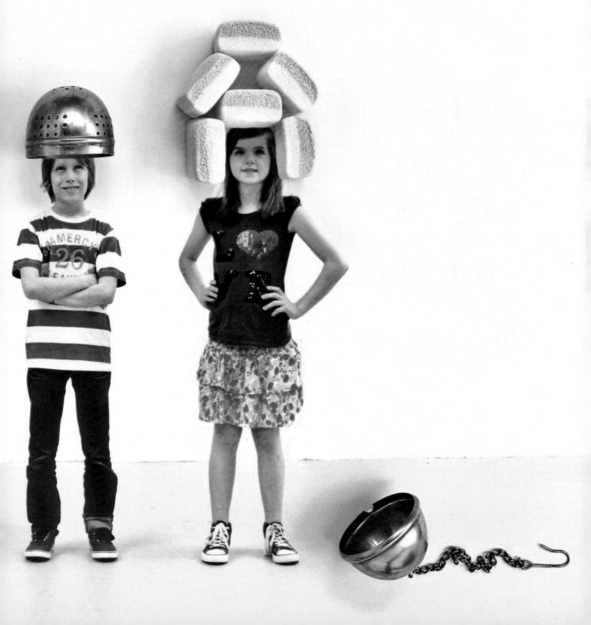

大脑受到了怎样的保护？万一发生意外会怎么样？

 大脑为什么没有棱角？

人类喜欢把东西做得四四方方的，就像乐高积木、笔记本、窗户和房屋那样。但是在大自然中，情况有所不同。如果去看看花瓣、树木或动物，你就会发现，它们看上去都没什么棱角。大自然总是会选择最合适的形状，只有少数情况下才会出现锐利的棱角。

而大脑之所以没有棱角，还有另外一个原因。如果你把纸箱扔到地上，它的顶角很容易损坏。而如果你扔的是圆形的物体——除非它是用陶瓷做的，它就不那么容易损坏了。所以，人的头和大脑也是圆的，这样它们的结构会更加稳定，不容易受到撞击伤害。即便如此，在某些情况下仅仅这样还是不够，我们还需要一些额外的防护措施。比如说，骑车的时候可以戴上头盔。

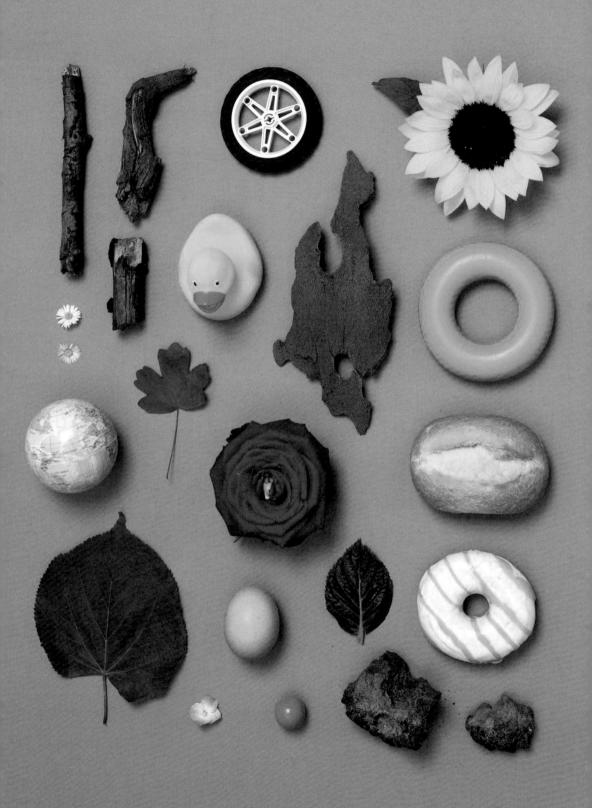

如果想要唤醒脑死亡的人，是否可以给他换上其他人的大脑？

如果某个人的器官不能正常工作了，在有人捐赠且配型成功的情况下，很多器官都是可以被替换的。但替换大脑是不可能的，因为我们没法把新的大脑和身体连接起来。这是因为，大脑需要通过数百万条神经的轴突与身体相连。如果想替换大脑，就必须重新建立这些连接——在此之前当然还要找到正确的连接方式。即使找到并建立一个连接仅仅需要10秒钟，整场手术也要好几年才能做完。

除此之外还存在着其他的问题。如果大脑中的神经细胞得不到营养供应，它很快就会凋亡。神经细胞只要有1分钟缺少血液供应，它就会损坏。更何况，有谁会在1分钟之内交出自己的大脑呢？

神经细胞会长大吗？会有新的神经细胞产生吗？

如果你的皮肤受伤了，新长出来的皮肤细胞通常会让你的伤口在数日之内愈合。但遗憾的是，我们的神经细胞不会轻易再生。我们出生的时候就已经拥有了几乎所有的神经细胞，在我们的一生中，即使外伤或疾病导致某些神经细胞死亡，也仅仅会在大脑某些区域有少数新细胞出现。如果神经细胞的轴突部位受损，它也只会缓慢地恢复，如果受损部位过长，甚至根本不能复原。目前科学家正在尽力寻找让受伤断裂的神经细胞愈合的方法，他们使用小鼠所做的实验已经获得了成功。

令人惊奇的是，比起人类，有些动物能够很好地修复自身的神经细胞。这也许就是人类拥有功能强大的大脑所付出的代价，毕竟新的神经细胞很可能会对我们复杂的神经网络造成极强的干扰。

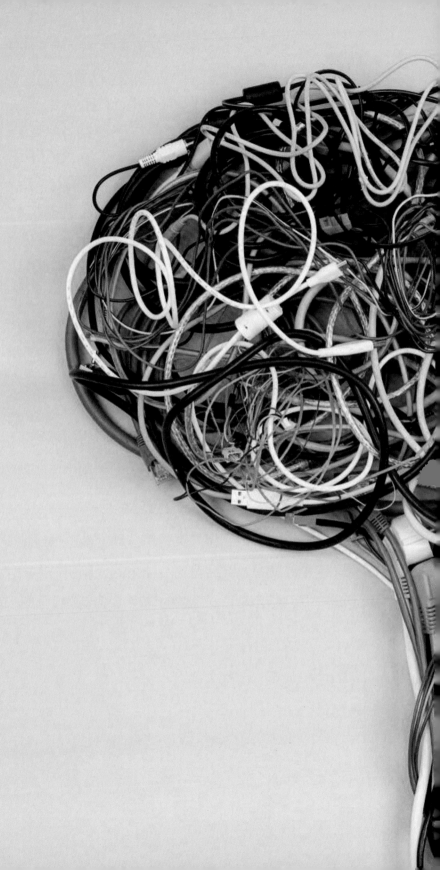

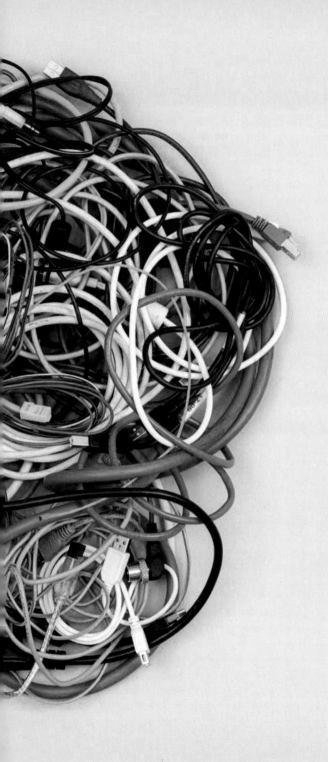

大脑里面是空的吗？

这种想法大错特错。大脑皮层中存在许多神经细胞，每一个都通过长长的轴突部分与数千个其他的神经细胞相连。这个由许多相互连接的神经轴突组成的密密麻麻的网络就几乎填满我们的大脑了。

不过，大脑中也确实存在一些空缺的地方。但是这些空间不是很大，它们被称作脑室，其中充满了透明的脑脊液。听起来好像有很多液体，实际上也只有半杯水那么多。

脑脊液不仅存在于大脑内部，在大脑外侧也包裹着一层脑脊液。它能够在坚硬的颅骨和柔软的大脑之间起到缓冲的作用。你可以在泳池里做个实验：准备一个硬橡胶球，在水下向池壁扔球，与在岸上向墙壁扔球相比，在水下扔球撞击的力量会小很多。

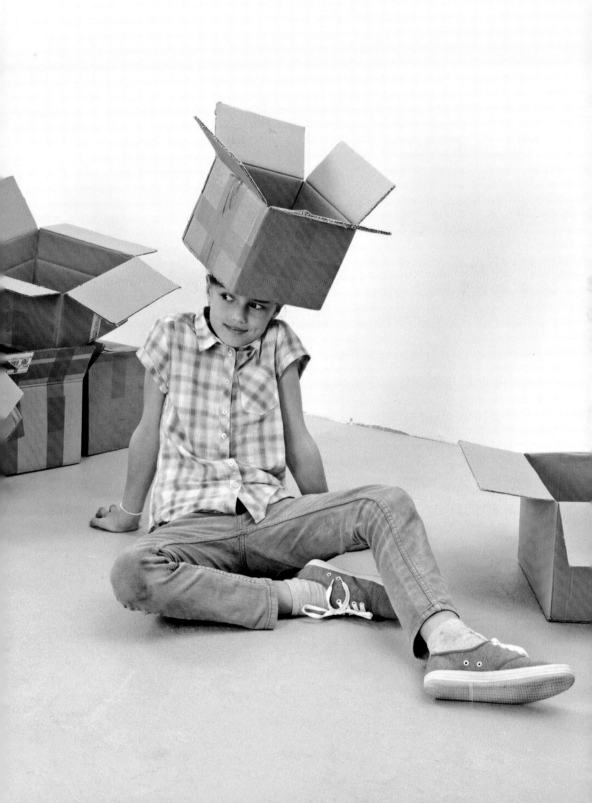

大脑会发热吗？

如果要形容一个人竭尽全力思考的样子，我们会说"脑袋冒烟了"。这时候，虽然我们确实会觉得很热，但是大脑并不会变热。之所以会有这种感觉，是因为我们没有注意到自己的肌肉正在强烈收缩，就像做运动时会出汗、脸红一样。大脑以这种方式提醒我们，该休息一下了。但即使我们不休息，大脑也不会变热，它的温度会始终保持稳定。不管我们在看电视、打瞌睡、学单词还是在做数学题，活动中的神经细胞数量都是一样多的，消耗的能量也一样多。

不过有些时候，大脑也会发热。例如在没有防护措施的情况下，头部暴露在阳光下的时间过长，就会导致大脑发热。太阳发出的热辐射刺激包裹着大脑的脑膜，这时候，我们会感觉到疼痛，这是中暑的一种表现。如果让头部继续暴露在阳光下，脑膜甚至有可能真的会被点燃。

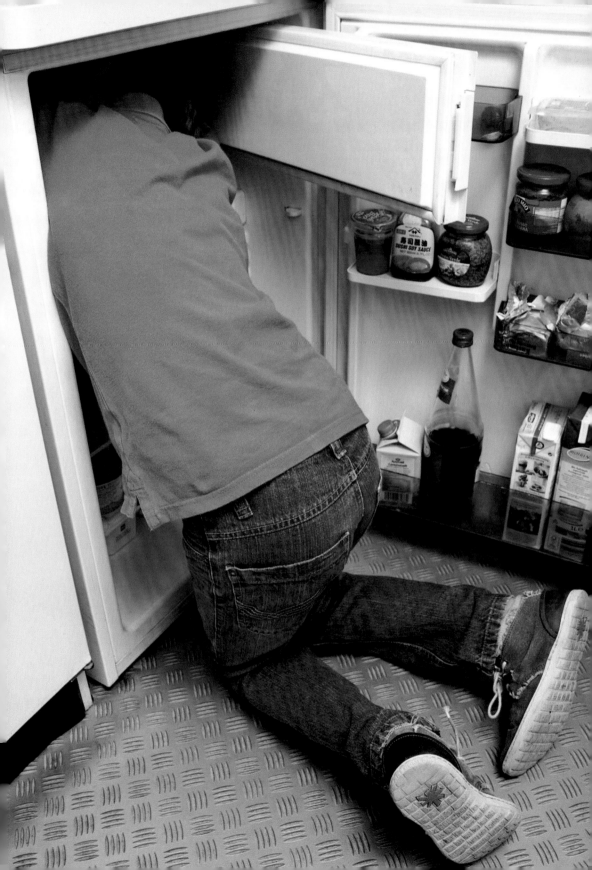

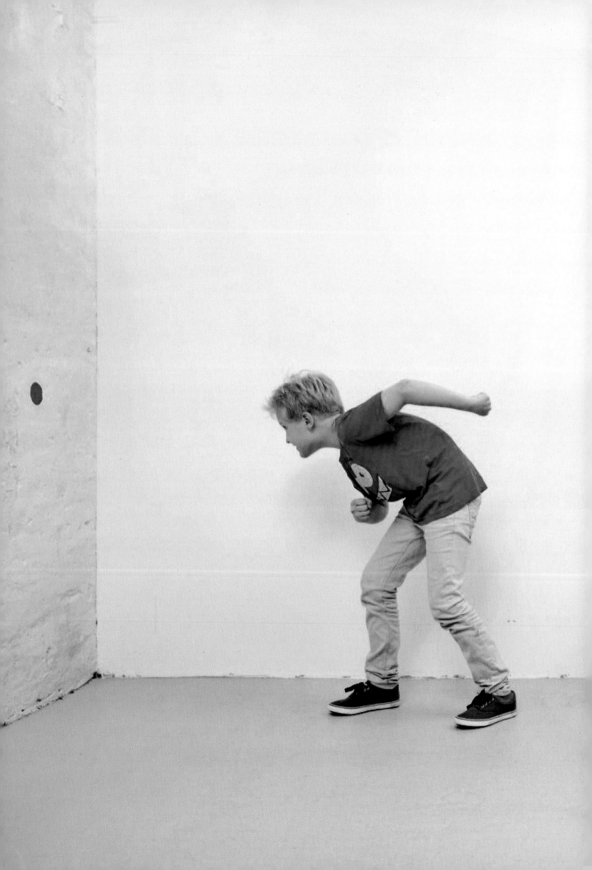

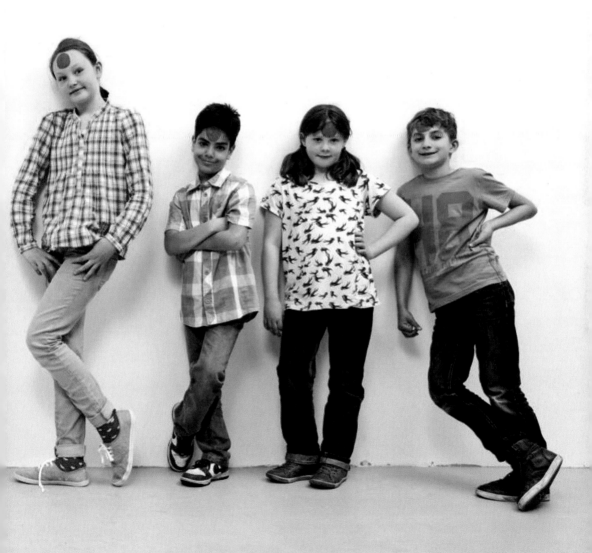

头痛的时候发生了什么？

头痛的时候，我们恨不得找个地洞钻进去。你有过这种经历吗？可以肯定的是，大脑不会感到疼痛，因为大脑没有痛觉。能够感受疼痛的是包裹着大脑的脑膜和血管。这些地方分布着神经细胞的轴突，受到刺激或拉扯的时候，它们会向大脑传递信号。大脑会将这种信号转换成一种不舒服的感受，也就是疼痛。当我们晒太阳的时间过长，或者当头部的剧烈摇晃拉扯到神经纤维的时候，包裹大脑的脑膜就会肿胀。于是，大脑就会"拉响警报"，促使我们改变目前的状况。有时候造成头痛的原因其实无伤大雅，例如奇怪的姿势、扎得太紧的马尾、精神压力或愤怒的情绪等。这时候，大脑会觉得头部不太对劲，因此它会用头痛来提醒我们。

 ## 如果一头撞在墙上，大脑会淤青吗？

大多数情况下，我们的头上只会肿起一个包或者出现淤青。如果用尽全力撞墙的话，大脑就会与颅骨的内侧发生碰撞。我们有可能会撞碎颅骨，而颅骨的碎片可能会刺入大脑。在最糟的情况下，神经细胞和它们的连接部位会被扯断，血管也有可能破裂，这时候，血液会涌入大脑，许多神经细胞会遭到破坏。额头上的包或淤青会逐渐消退，而大脑遭受的严重损伤则会一直存在。因为一旦受损，大脑中的神经细胞几乎不会自行修复。

为什么会发生脑震荡？

　　如果一场地震把所有的东西震得七零八落，那么工厂就不能正常运转了。而当头部遭受到强烈撞击的时候，神经细胞肯定也不好受。如果许多神经细胞都不能正常工作，那么，整个大脑的功能也会受到影响。我们会觉得不太清醒，可能还会感到眩晕、头痛或恶心。目前科学家还无法判断出现这种症状的时候大脑是否是真的受损。虽然脑震荡可以自行痊愈，但是脑震荡发生后，一些本应存在于神经细胞中的物质会在血液中出现。如果脑震荡导致的不适症状持续了数日，或者身上出现了其他的症状，就应该及时就医。不过多数情况下，最多只需要几天时间，大脑就能恢复正常。

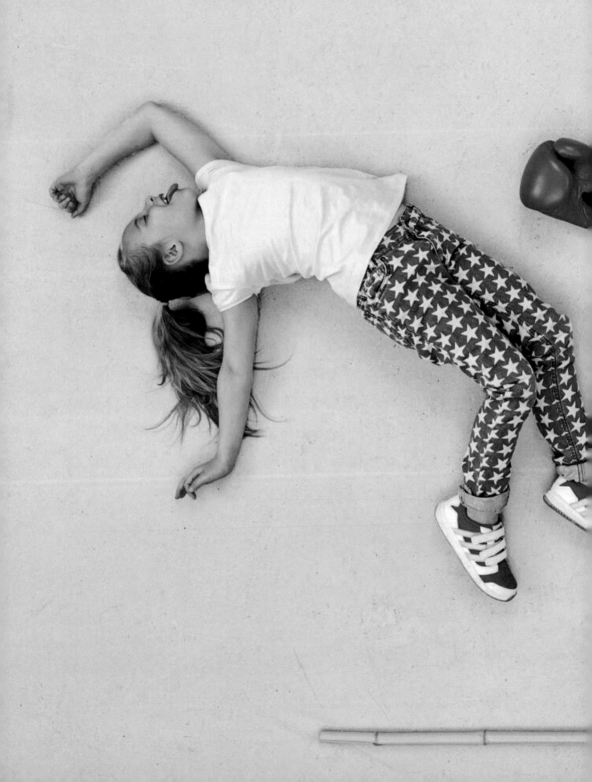

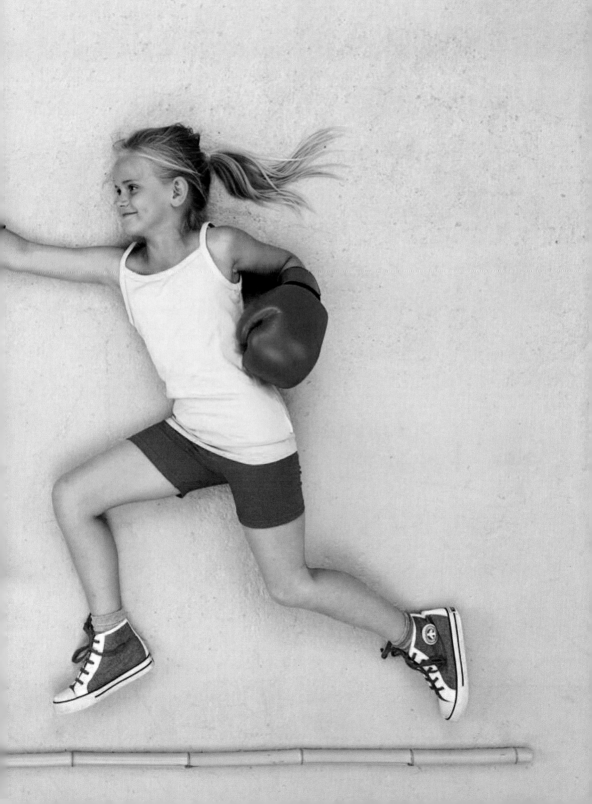

装得太满就会上锁？

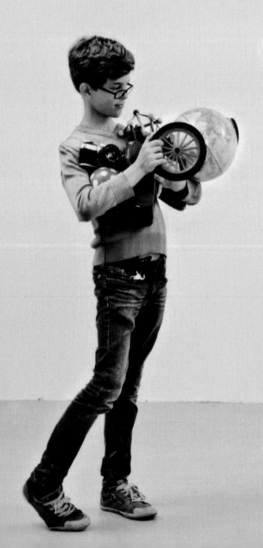

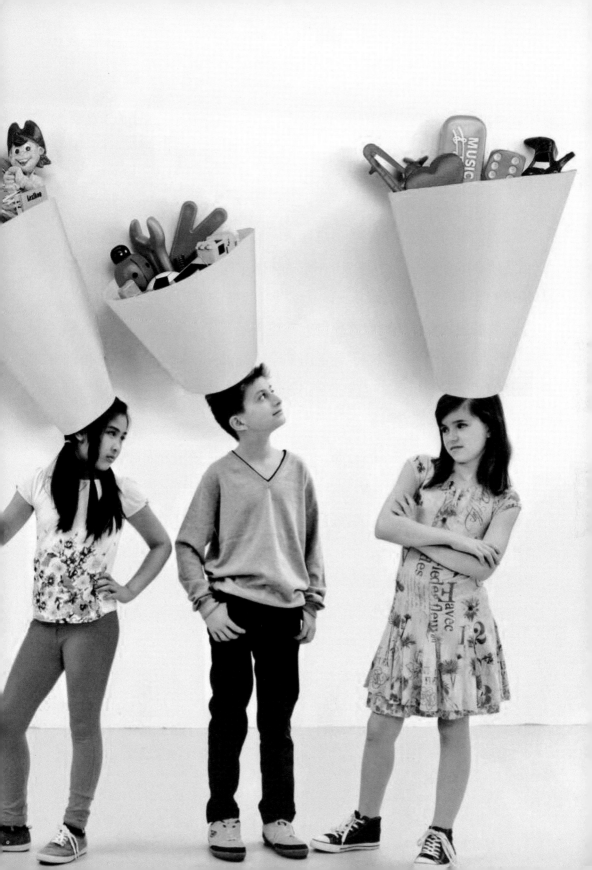

记住、遗忘和回想

 记忆是否就像照相机一样工作？

照相机可以为外界描绘一幅图像，这幅图像是非常准确的，它包含了所有的细节。而大脑的工作方式有所不同：在眼睛所感知到的图像信息当中，只有很少的一部分会被保存在记忆里。在最好的情况下，我们也只会记住对自己来说非常重要的人、物品或时间，抑或是超出预期的事情。我们或许会记得拍全家福那天，阿姨穿了一条特别漂亮的裙子，而哥哥却朝自己发了一通脾气，但是我们不会记得当时的天气怎么样。

有时候，和父母一起看照片、一起谈论当天情形的时候，我们才会想起拍照那天发生的事。这种情况很常见。如果我们反复回忆某件事情，大脑就会重新加工这段记忆、用新的经历进行评价，最后将所有内容重新储存。因此，记忆也会发生改变。也许跟哥哥之间的争吵其实是你自己挑起的，但是一段时间之后，你可能就不记得有这回事了。大脑通常会让我们在自己的记忆里表现得比实际情况更好一些。

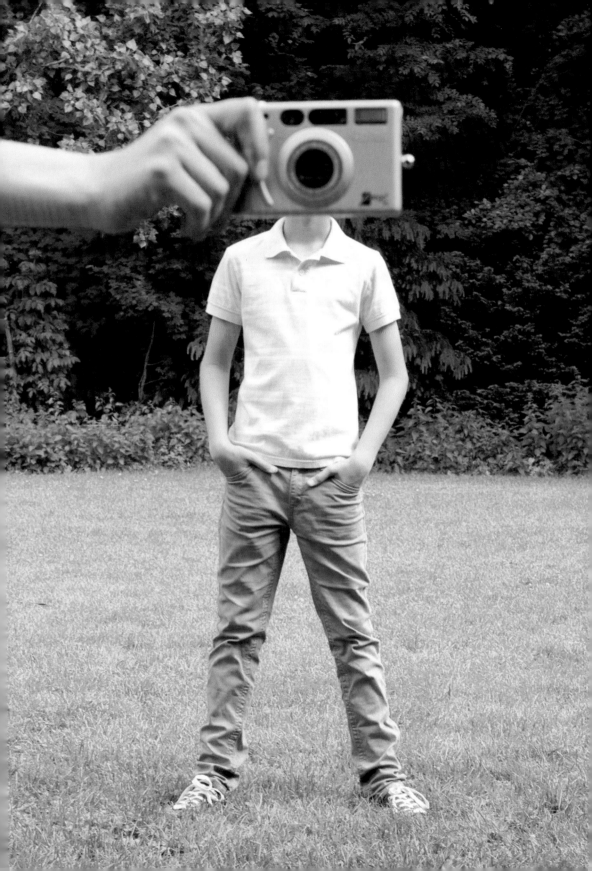

有人能记住所有事情吗？

你的同桌或你的父母应该都做不到这一点。但是有极少数人的确是货真价实的记忆大师。史蒂芬·威尔夏（Stephen Wiltshire）就是一个例子。他拥有照相机般的记忆力，只要环绕纽约上空飞行一圈，他就能准确地画出所有的建筑物，就像是在照相一样。另一个例子是金·匹克（Kim Peek），他能够不知疲倦地记忆所有自己读过的东西。最终，他记住了一万多本书中的全部内容。

但是，通常情况下我们能够轻松做到的事情对他们来说却异常困难，例如区分左右或识别其他人的情绪。所以说，这种过目不忘的记忆力其实更像是大脑的一种故障。

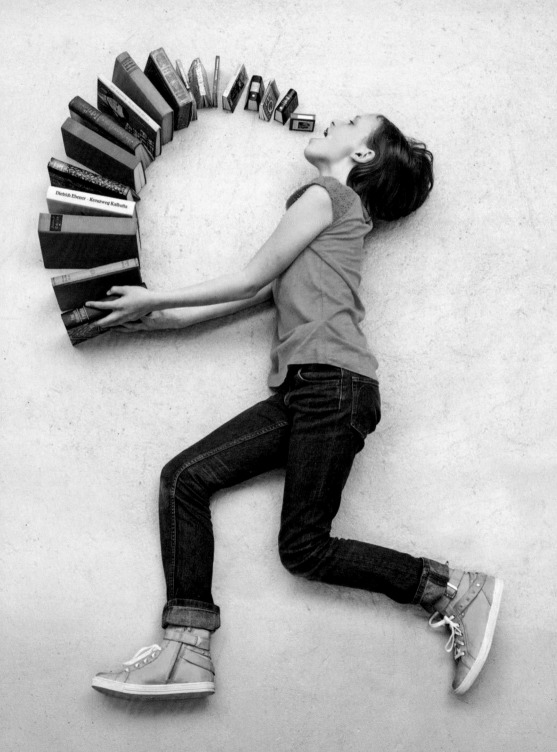

为什么有些东西忘得很快？

要是英语单词只通读一遍就能完美地通过考试就好了！但是很遗憾，大脑不会让我们如愿以偿，不过这也是有好处的。生活中，每分每秒都有数不清的事情发生：我们会跟朋友出去玩、跟他们聊天，我们会听音乐、会闻到薯片的香气，还会感觉到寒冷——所有事情都是同时发生的。如果要记住所有信息，我们的大脑很快就会被没用的东西塞满了！

因此，大脑只会记住那些有可能对将来产生重大影响的事情，只读过一遍的英语单词显然不属于这个范畴。只有读的次数够多、对它们足够感兴趣或真正在句子中应用它们，大脑才会觉得有必要记住这些单词。通过这种方式，大脑才能摆脱不重要的信息。所以，如果你不记得某个不常用的单词，恰恰说明你的大脑正处于最佳状态！

我能记住多少自己看到的东西？

很少一部分。我们每秒看到的信息量大概相当于一百万比特。观察图像仅仅一秒之后，我们看到的大多数信息就已经被删除了。在这些信息当中，能够在短时记忆中保留数分钟的不足千分之一。而在这些保留下来的信息当中，能够进入长时记忆并保持数天、数年甚至终生的又不足百分之一——约为1比特/秒。

大脑会删除绝大多数视觉信息。你可以找一本很厚的书，用它来体验一下剩余的信息究竟有多么地少。用一秒钟来看书页上的所有字母，数分钟内，你可能会记得半页纸上的字母，但是只有零星几个字母会进入长时记忆。

头部受伤会让人失忆吗?

　　某些大脑损伤会让人丧失关于个人经历的记忆,例如上次过生日的场景或事故当天的事情。也就是说,他们的大脑不能"读取硬盘上的数据"了。可即便如此,他们依然能够骑自行车或写字,这类技能的记忆通常会得到保留。

　　在某些罕见的情况下,人们能够清晰地记得事故发生前的事情,却记不住最近发生的事,比如有谁来医院探望过自己或中午吃了什么。也就是说,由于大脑内部的特定区域受损,他们不能将新的数据"写入硬盘"。

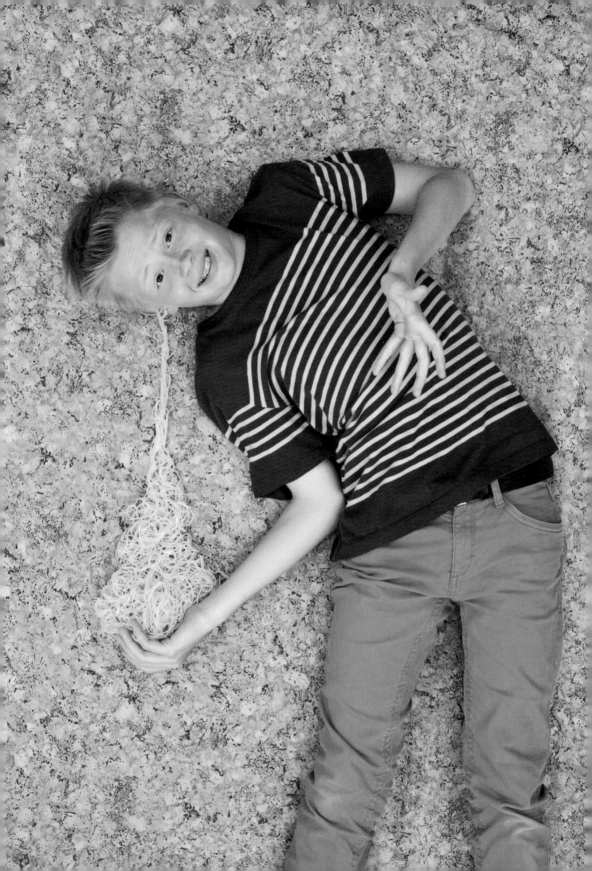

为什么有的人经历了非常糟糕的事情却不记得了？

    如果回忆一段经历让人痛苦难耐，有些人就会尽量不去回忆。每当这段经历在脑海中浮现时，他们就会马上去想些别的，或者做些其他的事情来转移注意力。在某些严重的情况下，大脑会迅速阻止回忆，以至于本人都无法察觉到自己注意力的转移。这时候，他们就无法触及到这段记忆了。通常随着时间的流逝，这些记忆会以片段的形式逐渐恢复。

大脑如何储存知识?

如果想牢记某些事情,我们就会把它们写下来或输入电脑。比如说,我们会把单词记在词汇卡上、把地址存在手机里、把玩具或食品名称写在购物清单上。长久以来,人们都以为记忆也是如此:我们学过的所有知识都被保存在大脑的某个位置,就像藏有许多书籍的图书馆一样。实际上,大脑并不是这样工作的。只有神经细胞和它们之间的联结不断发生变化,我们才不会遗忘某件事情。在这个过程中,神经细胞会逐渐组成连接两个大脑区域的链条,记忆最终会以这种方式遍布于大脑的各个部位。大脑的每个区域都有不同的分工,比如有的区域负责听觉、有的区域负责情绪或计算。如果要在档案柜里寻找需要的信息,我们会先去找单词的首字母标签。而大脑搜索记忆的时候则会回想起记忆的一部分作为线索——厨房里有什么样的气味、自己当时的心情如何、妈妈那天哼的那首歌是怎么唱的……日后,如果在广播里听到这首歌,我们就能回想起过生日那天的事情。这首歌会唤醒神经链条的一部分,这样一来,链条上与这个旋律相连的其他部分也会被激活。

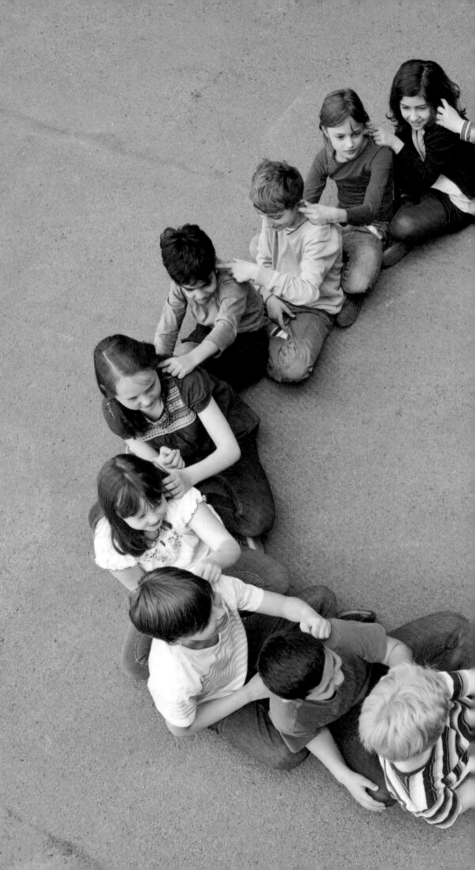

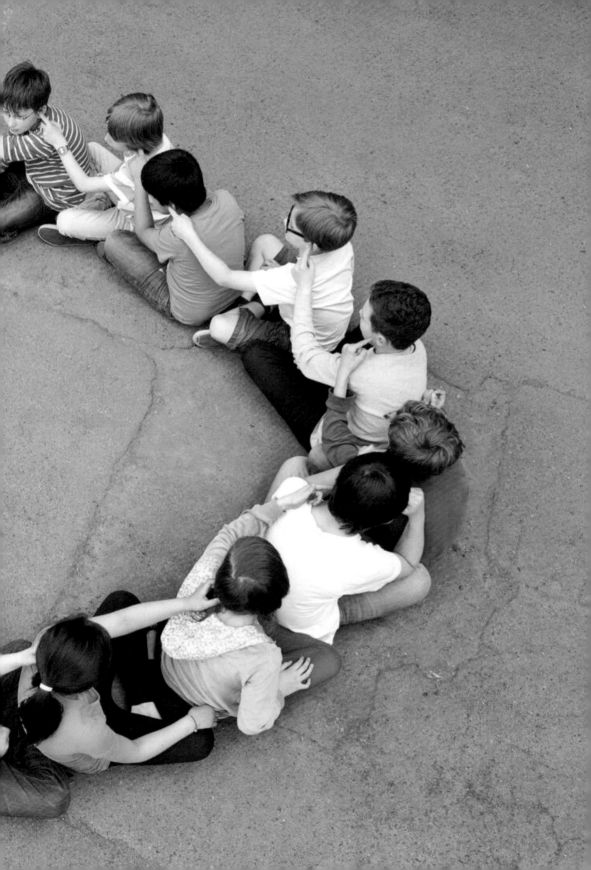

为什么人老了就容易忘事？

岁月会在我们的身体上留下印记。我们的皮肤上会长皱纹，心脏会比年轻的时候更脆弱，大脑也会老化。在这个过程中，大脑会有所萎缩，某些特定区域的功能就会不如从前，神经联结的优化和形成也不再高效。所以，对于老人来说，短暂地记住某件事情并非易事。他们常常记不住要买的东西和放眼镜的位置。此外，老人还很难接受新鲜事物，他们会对新电脑或新手机产生抵触情绪。不过，到了要解决更为复杂的问题的时候，老人显然更有优势。这是因为，他们能够利用自身积累的经验和已经存在于大脑之中的记忆链条。

老人是拥有继续学习的能力的。尽管学习的过程会变得有些慢，但是他们脑内的神经细胞依然可以发生变化、建立新的联结，将新的知识保存到记忆当中。只有懒惰才是毁掉大脑的罪魁祸首！

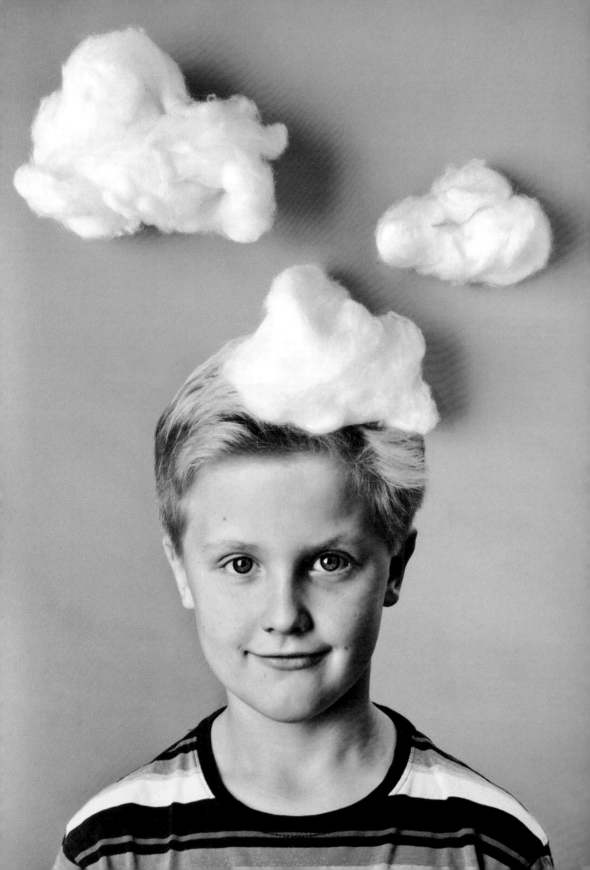

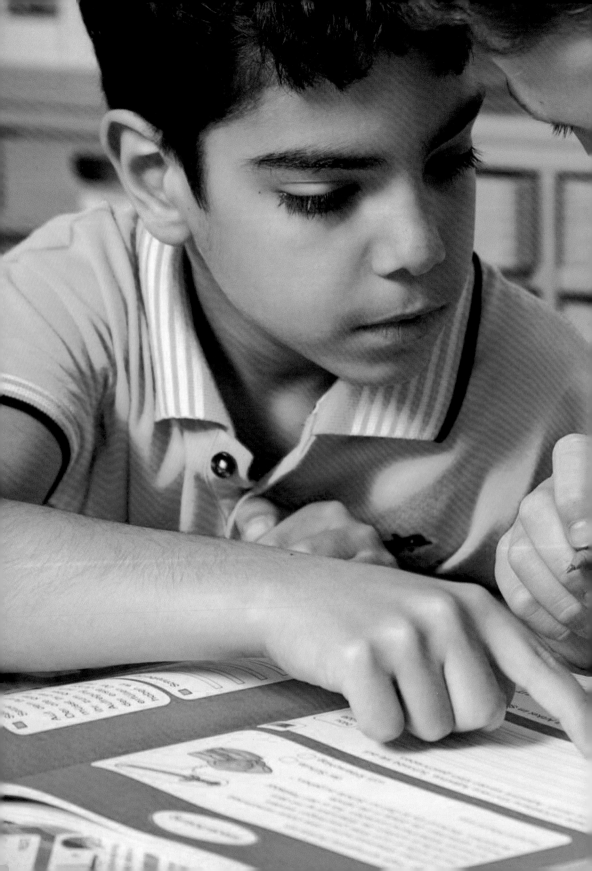

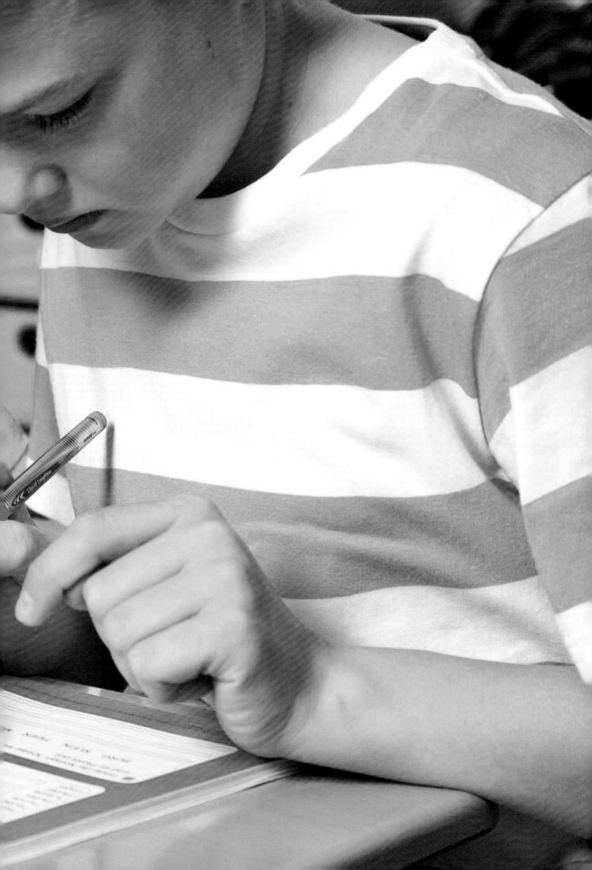

阿尔兹海默症会导致大脑溶解吗？

与正常老化的大脑相比，患有阿尔兹海默症老人的大脑会更快地失去它的功能。起初，患者的记忆力会变差。接着，患者说话、思考都会出现困难。随后，大脑的功能会持续衰退，导致患者最终死于脑衰竭。

但是，患有阿尔兹海默症的人大脑并不会溶解，只会发生萎缩。这是因为，大脑神经细胞之间的联结以及神经细胞自身都在逐渐衰亡。由此，大脑皮层上的沟壑会逐渐变深，充满液体的空洞也会越来越大。在这个过程中，大脑损失的重量可达300克。

 学校里学到的知识能保持多久？

想像一下，在一片未经修剪的草坪上有一条行人踩出来的小路。你的记忆就像这条小路一样。你越是经常从这条路上走过，它就会变得越清晰、越宽阔；如果你长时间不走这条路，它就会被杂草掩埋。这时候，你就只能重新踩出一条路了，只不过你还是能够隐约看到它留下的痕迹。

当你在学校学习的知识储存在大脑的长期记忆中时，你的大脑中就出现了一条记忆的"小路"。这条"小路"实际上就是互相连接的神经细胞所形成的链条，它的牢固程度取决于你运用知识的频率，以及这些知识对你的重要程度。因此，有的知识容易被找到，有的却很难。但是最终大多数记忆的"小路"都会被保留下来。或许某一天，你以为早已遗忘的那些知识会突然浮现在你的脑海中。

 为什么小孩常常能比大人记住更多事情？

大脑会逐渐与我们的生活需求相适应。年幼的时候，我们需要学习许多新知识并记住它们。比如说，我们会学习怎么说话、怎么系扣子，要记得过马路时需要左右看看，还要学习怎么读书……几乎一切都是新鲜的，都需要我们去学习。所以年轻的大脑会运转得很快，能够记住很多东西。

随着你渐渐长大，你见过、学过的东西也越来越多。在这个阶段，运用此前获得的经验和已经学习的知识就变得更重要了。由于成人的大脑能够利用从前的经验，因此在储存信息的时候，它通常都能更好地区分重要的信息和不重要的信息。但这并不总是一件好事。玩记忆游戏的时候，这种特点可能会让你完全陷入劣势，而小孩却会更加注意细节，并且能够记住全部内容。成人总是倾向于分类记忆，无论卡片上画的是小狗还是小猫，成年人都会把它归类为"宠物"。因此，他们的记忆常常出现偏差。

如果失忆了，记忆会去哪里了呢？

　　你还记得上一个圣诞节是怎么过的吗？圣诞树散发出的气味是怎样的，交换礼物之前大家有多兴奋，巧克力和菜肴的味道又如何呢？这些记忆通常遍布于整个大脑，准确来说它们分布在大脑皮层的不同区域。

　　如果某个人失忆了，通常来说记忆都没有消失，他只是找不到通往记忆的"道路"了。将不同的记忆片段相互连接起来的正是这些"道路"。这种情况下他就像丢失了自己的地图。

　　如果记忆得到恢复，那么散落的"记忆小岛"会最先浮现在这个人的脑海中。这些"小岛"就是一些相互没有关联的记忆碎片。比如说，患者会回忆起圣诞树的气味，却想不起自己什么时候闻到过这种味道。随着时间的推移，他的记忆会重新建立起"小岛"之间的"交通网络"，记忆中的画面会再次变得完整。

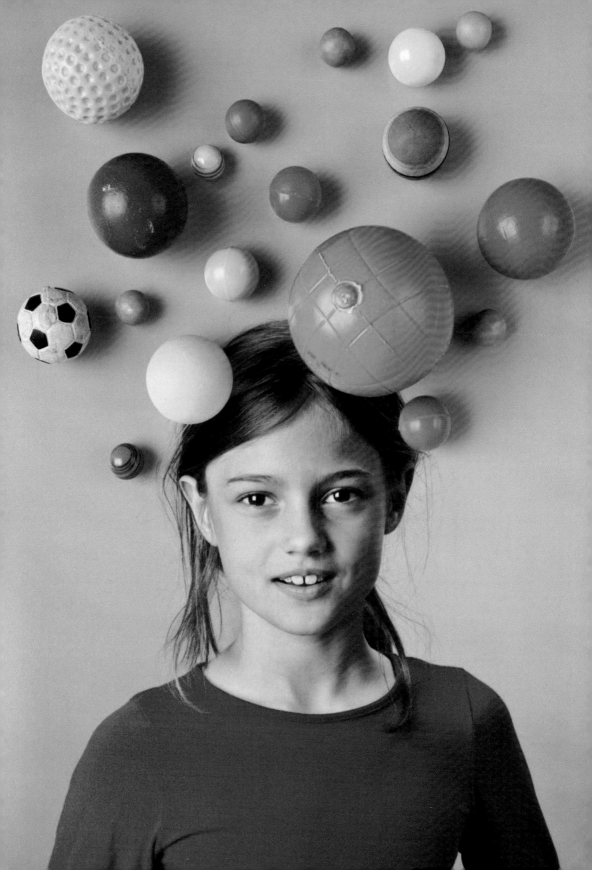

竖起耳朵！

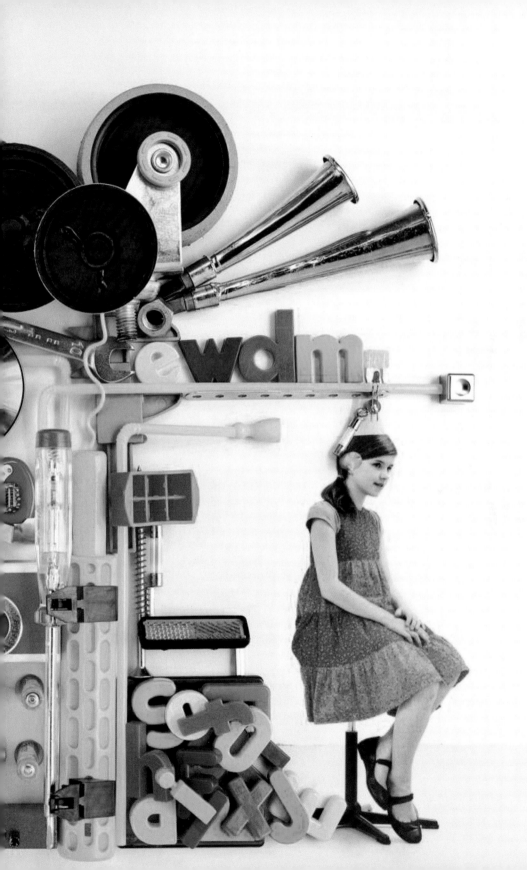

语言从哪里来？大脑怎么"换台"？

 掌握语言需要用到左右半球吗？

我们的大脑分为左、右半球确实是件好事，因为我们身体的很多部位都分为左右两个，例如胳膊、腿、眼睛和耳朵。两个大脑半球各自负责身体的一侧。一只胳膊由一个半球控制，另一只胳膊则由另一个半球控制。不过大脑半球负责控制的是对侧的部位，也就是说，左半球控制右腿，而右半球控制左腿。语言功能比较特殊——它主要由左半球负责。所以我们只用左半球就能很好地听和说。但对于语言的细节，如对语音语调和双关语的理解等，就需要两个半球的合作了。也正因如此，连接两个半球的网络才如此发达。

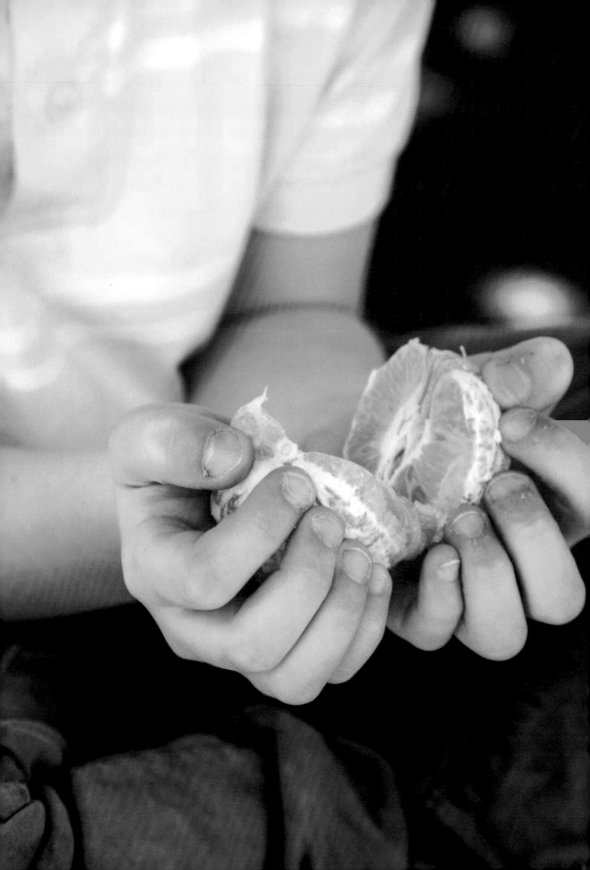

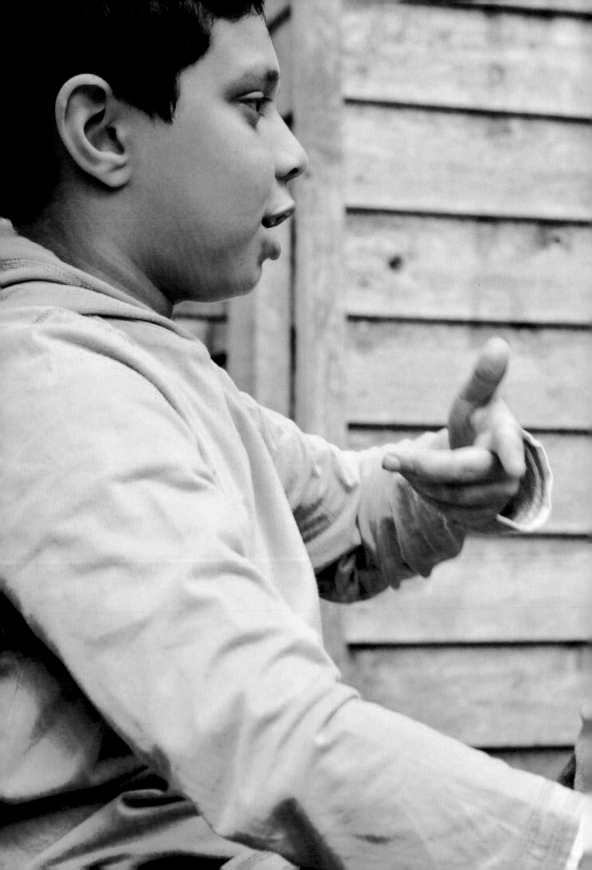

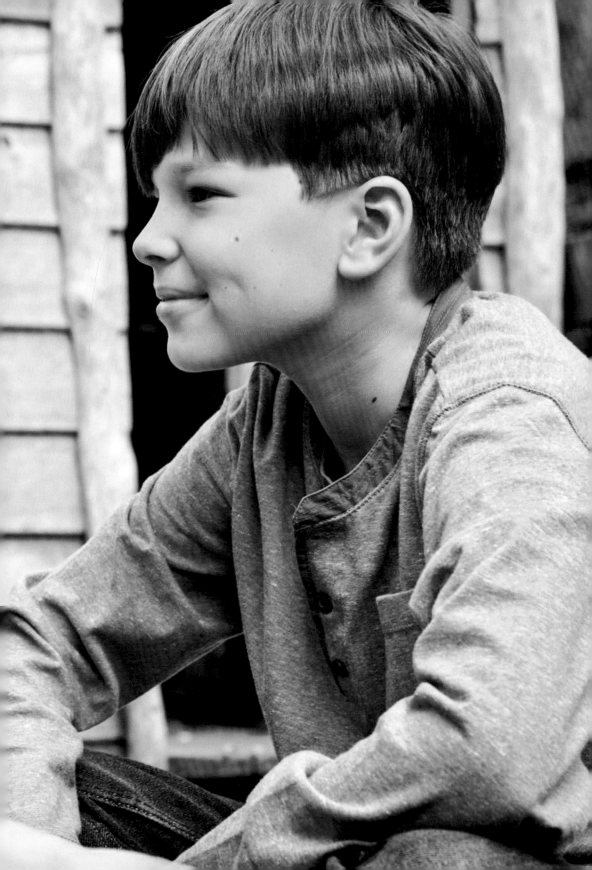

外语保存在哪里？

　　大脑皮层有一小片区域负责理解听到或读到的语言，大约在左耳上方附近的位置。但要掌握一门语言，只有这一部分是远远不够的，我们还要用到负责看和听的大脑区域，以及负责将话语储存在记忆中的大脑区域。这些区域合起来占了大脑皮层很大的部分。因此，有关语言究竟由哪里控制的问题，谁也没法给出确切的答案。但是，仅就语言的理解和表达功能而言，外语和母语其实在同一个地方。这个答案并不出人意料，因为大脑就是这样工作的——新知识并不会作为全新的记忆被储存，大脑会尽可能让它与已有的记忆相联系。当我们学习英语中"狗"这个单词时，我们已经拥有一些关于它的知识了——我们已经知道什么是狗了，所以我们只需要记住新的发音或字母组合就可以了。

经过长期训练的猴子也能学会说话吗？

如果一只猴子突然开始朗诵诗歌或者为了吃巧克力而与你人声争吵，这将是怎样的一番景象？不用担心，这种事并不会发生，因为猴子无法发出人类语言中出现的声音。它们的舌头和喉头的构造与人类不同，因此只能说出少数几个单词。

但是以类人猿为首的各类猿猴确实能够学习我们的语言。不能说话的猿猴可以通过打手势或在写字板上选择单词的方式与人类交流。黑猩猩能够以这种方式学会数百个单词，个别比较聪明的黑猩猩在经过大量练习之后甚至能掌握上千个。尽管如此，它们还是无法达到人类的水平。因为人类能够掌握的单词能达到数万个，甚至超过十万个——如果他叫歌德的话。

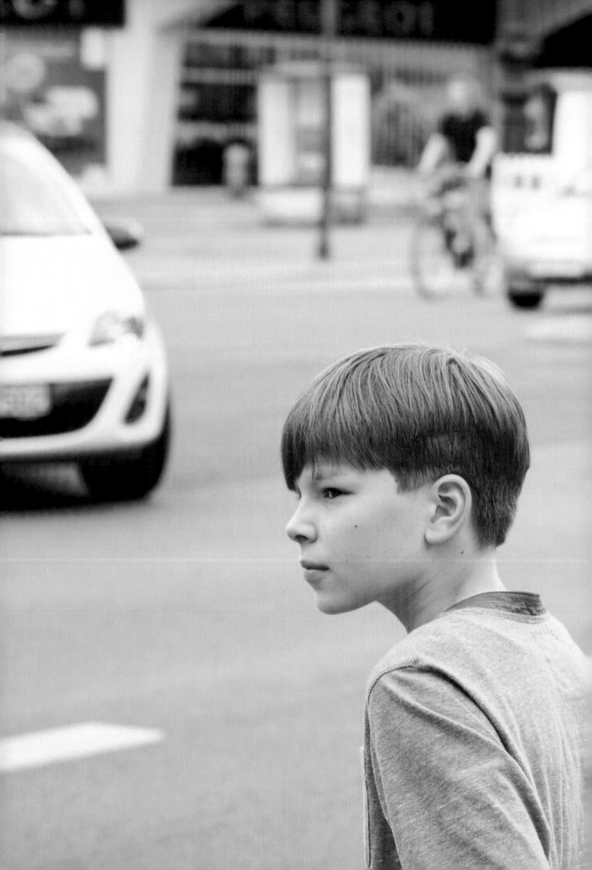

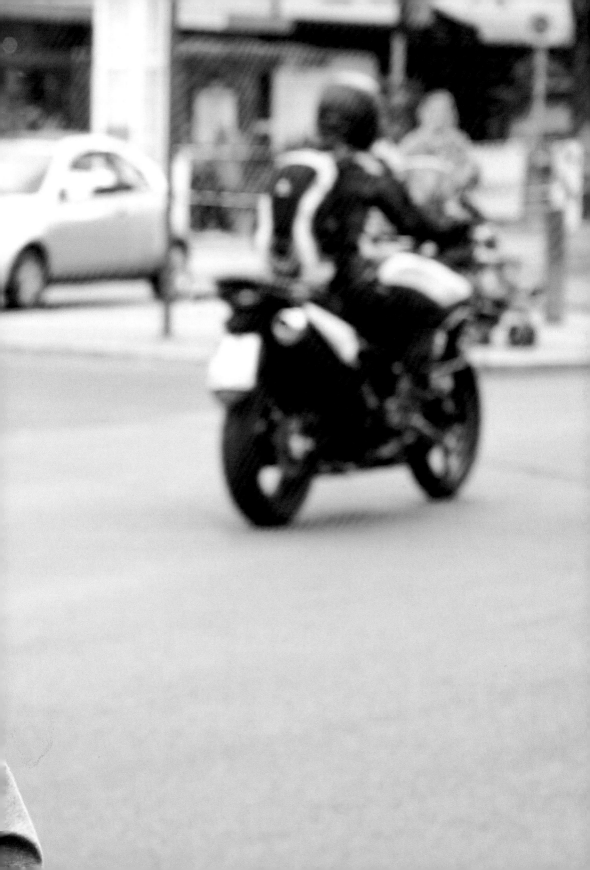

听人说话的时候，话语是怎么进入大脑的？

扑通！当一块石头掉入水中，它会溅起水花，水中会泛起涟漪。当人们用嘴说话的时候，空气中也会出现类似涟漪的波浪。当这种波浪进入耳朵，耳朵内一块小小的薄膜——也就是鼓膜——会将它转化为运动。鼓膜内侧有一些细小的骨头，它们会放大鼓膜的运动并将其传送到内耳里的液体中。这时候，空气中的波浪就变成了真正的波浪，它会刺激耳朵里的一种特殊的神经细胞。神经细胞产生的电脉冲会通过其他神经细胞传递到大脑。这个过程中，每个音高——无论是高音还是低音——都有其对应的神经细胞。

到目前为止，一切都还很简单。但是不同的声音是怎么构成单词的呢？我们又为什么能在嘈杂的聊天声中听清同桌讲话？为了解决这些问题，大脑还需要许多神经细胞的帮助才能进行运算。

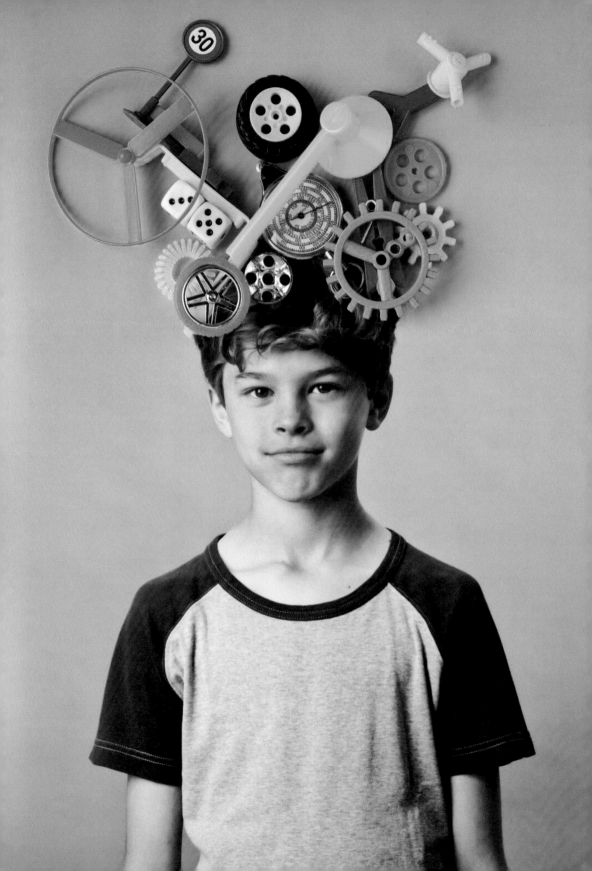

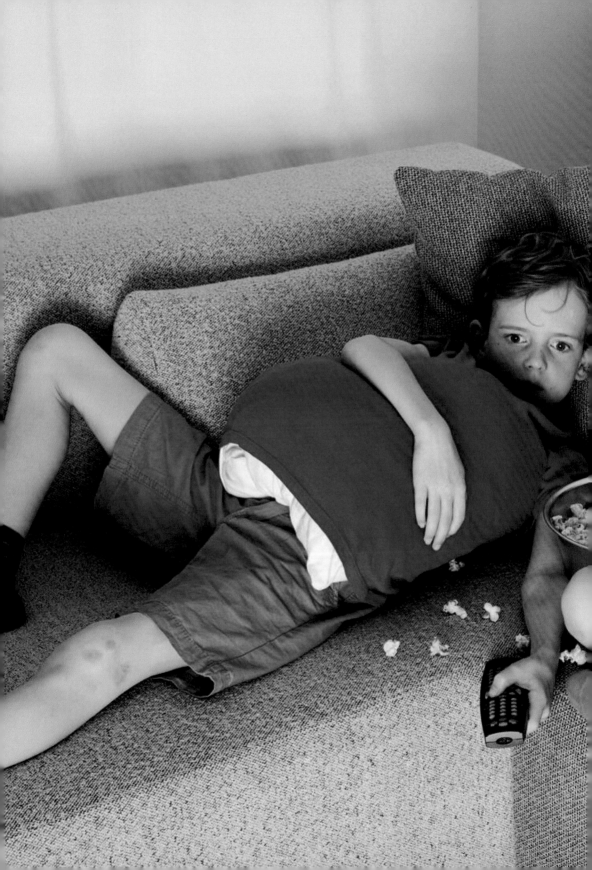

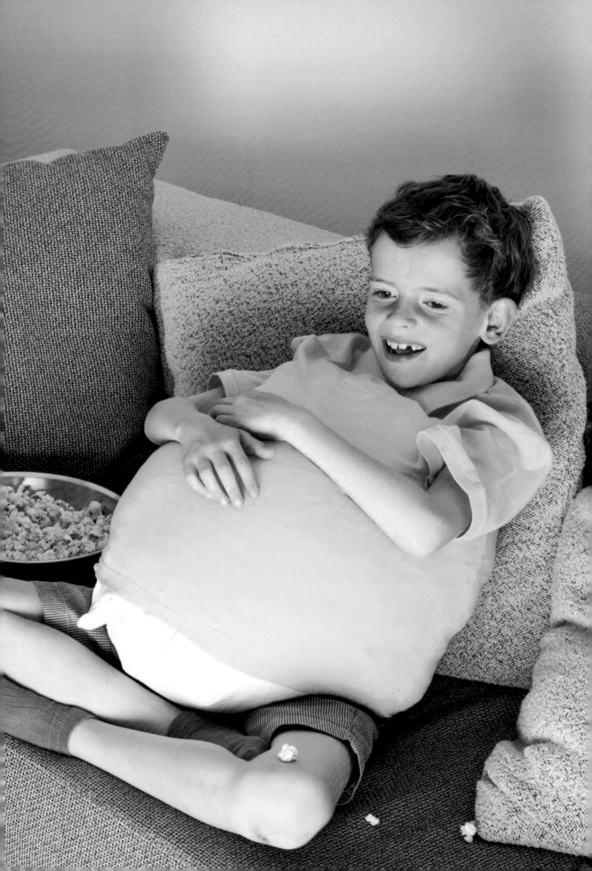

看电视或玩电脑会改变大脑吗？

就像做其他事的时候一样，看电视或玩电脑也会让大脑加速运转，并且让大脑发生改变。其中，有些是好的改变。比如说，大脑会变得更加善于处理快速变化的图像，我们的反应速度会提高，对各个手指的控制能力也会增强。但如果我们在电脑或电视上花费了太多时间，那么大脑也会发生许多不好的改变。这是因为，没有被使用到的大脑区域内的神经联结会逐渐减弱或消失。这样一来，思考会变得费力，想象力会受到限制，语言也会越来越匮乏。除此之外，由于缺乏运动，我们会发胖、生病。因此，每天坐在电视或电脑前的时间最好不要超过一小时。

 阅读的时候大脑里会发生什么？

在我们的第一印象里，阅读对于大脑来说似乎是一种非常单调的活动：我们不需要听、不需要触摸、几乎不需要任何运动、不需要做决定，而且与看电视相比，就连视觉都不会对大脑形成太大的负担。但是阅读的时候，大脑可以获得一些平时没有的机会。因为大脑通常会忙于处理其他的事务，而阅读则可以让你的想象力尽情地驰骋，让你的创造力获得新生。阅读可以让你在头脑中描绘生动的图景，从这一点上来讲，它比看电视要好很多。

但是就像看电视或玩电脑一样，阅读过多可能也会有负作用，因为这会让你的大脑丧失其他方面的能力。因此，你的空闲时间不能全都用来阅读，也要安排其他活动。

 ## 音乐和游戏能增强脑力吗？

在游乐园玩耍或在舞台上表演戏剧都能让你脑内的神经联结得到锻炼，这些神经联结可能会对你和你今后的人生产生重要的作用。在进行这些活动的时候，你能够找到自己擅长的事情，有时候还能萌生出一些别人从未有过的想法。而演奏音乐需要用到大脑许多不同的部位，你需要协调自身的运动、充分利用触觉，还需要全方位地调动自己的记忆力、情绪感受能力、想象力和创造力。所以音乐的入门非常困难，但是它的确能够塑造并加强大脑中的神经联结。一些科学家甚至认为演奏音乐能让人变聪明。

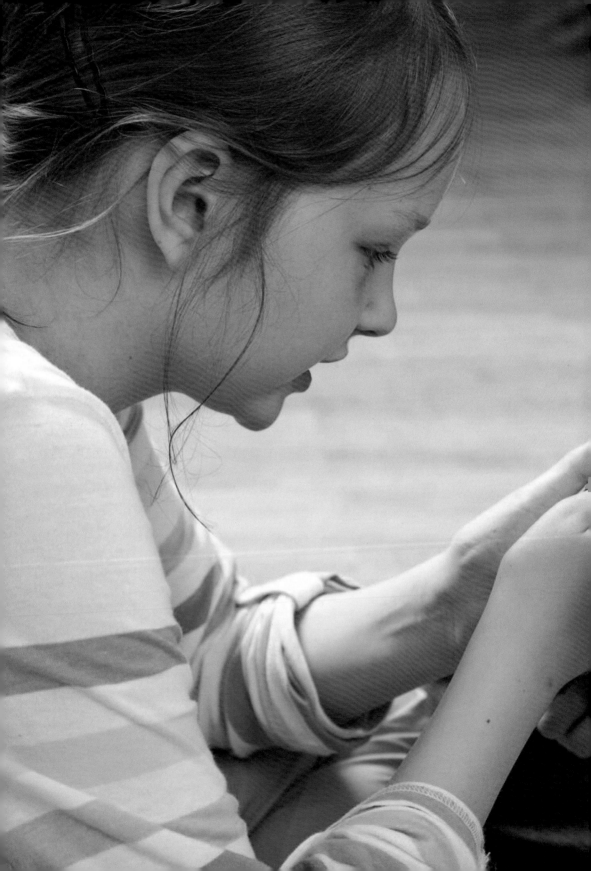

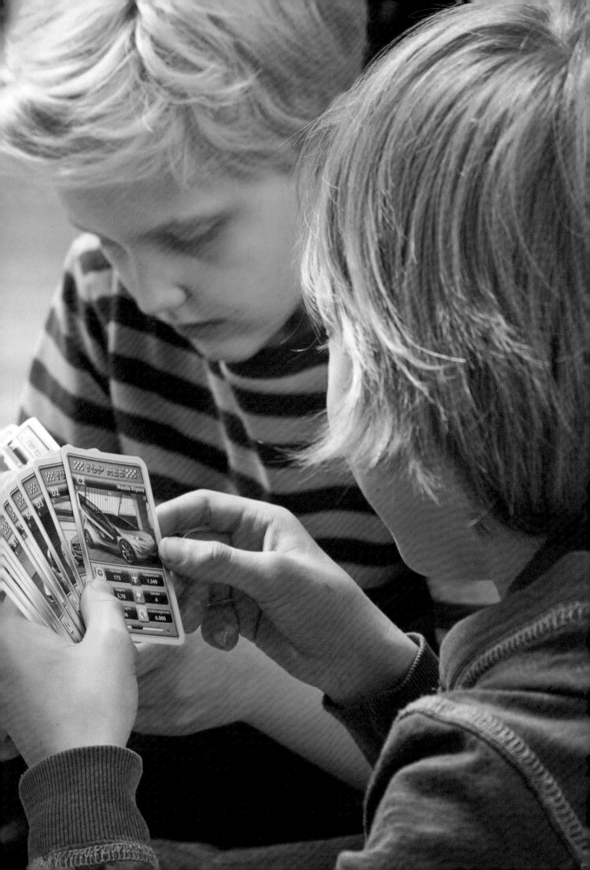

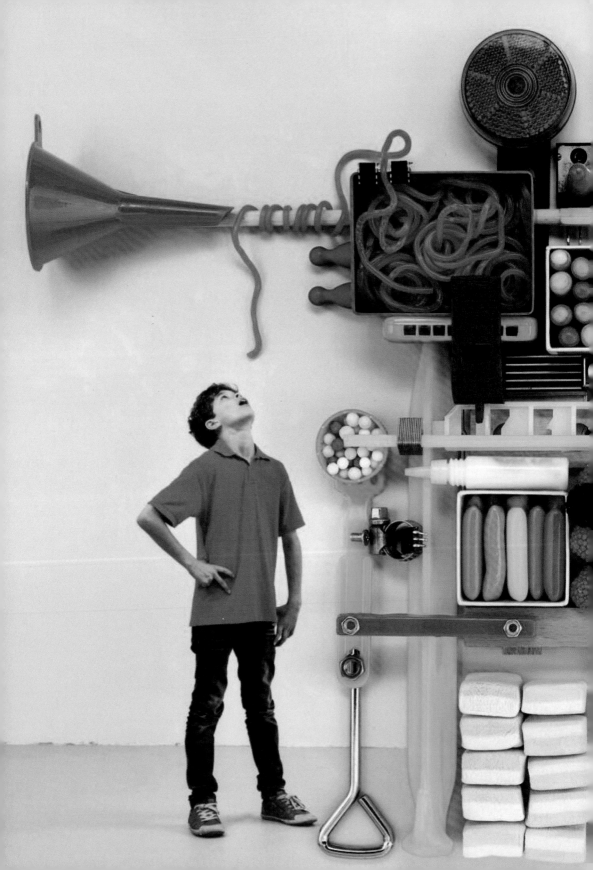

我得来点甜的！

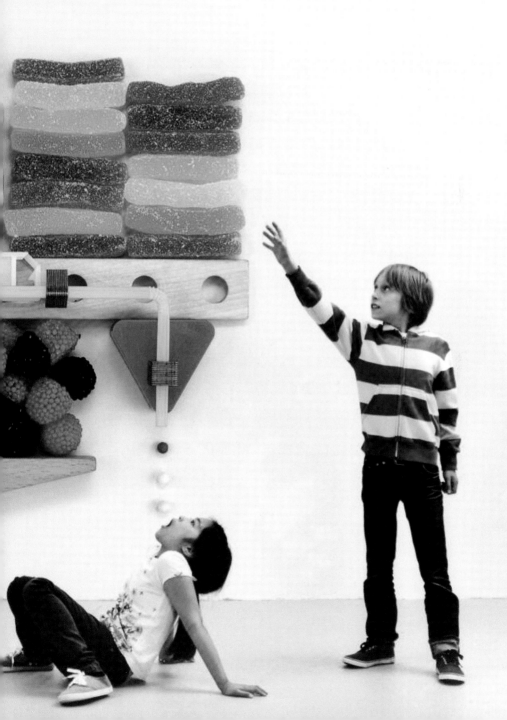

大脑和食物有什么关系？它要怎么获得营养？

 为什么大脑在脑袋里而不在肚子里？

感觉器官是为了指示移动方向和食物位置而存在的，这一点已经在蠕虫这类简单的动物身上得到了证实。在动物演化的过程中，大自然将这一原则保留了下来，在人类身上也不例外。大脑之所以在脑袋里，是因为我们的耳朵、眼睛和嘴巴也在那里。

但仔细观察就会发现，我们的肚子里也有很多神经细胞——数量超过1亿个。这些细胞与大脑处于相对独立的状态，它们负责控制我们的肠胃。这些神经细胞分布在肠壁中，它们能够控制肠道反复收缩。有时候，你可以通过肚子"咕咕叫"的声音感受到这种肠道运动。随着肠道运动，食物会被充分搅拌，得到进一步的消化。与此同时，食物的混合物以及剩余的残渣也会慢慢穿过肠道。

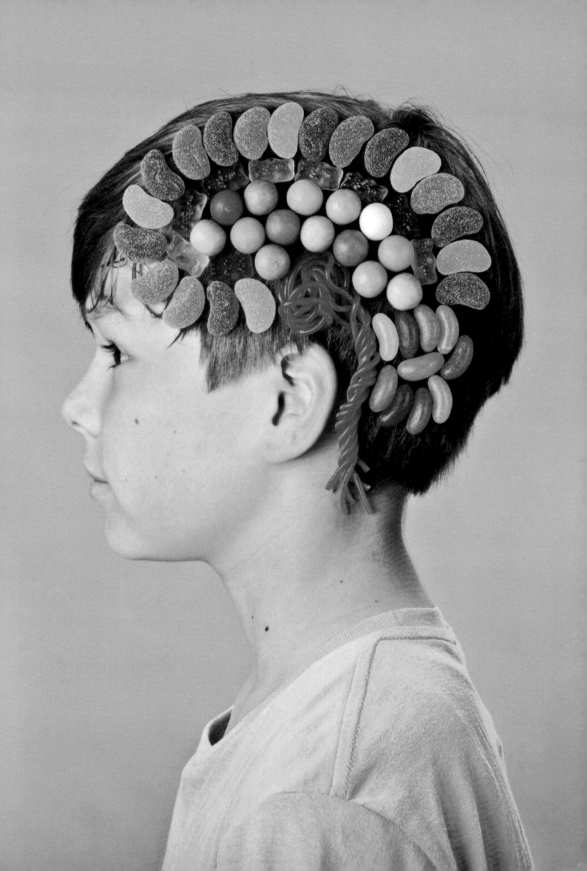

流经大脑的血液有多少？

　　每分钟大约有一升的血液流经大脑。这大约是心脏每分钟向全身泵出血液总量的四分之一。相对于整个身体来说大脑还是相当小的，考虑到这一点，这些血液确实很多。与我们身体的其他器官相比，大脑实在不是"节能高手"。

　　大脑到底为什么需要这么多血液呢？因为大脑工作所需的能量都要由血液负责运输——就像房间里的灯需要电、汽车发动机需要汽油一样。大脑需要的营养物质包括通过食物获取或身体自行产生的葡萄糖，以及通过肺从空气中获取的氧气。心脏会将富含氧气和葡萄糖的血液泵出，通过血管将这些营养物质输送至大脑。在大脑中，这些血管的分支会变得越来越细，直到比头发丝还细。随后，氧气和糖类都会被神经细胞吸收。它们会将氧气和糖类加工转换成大脑所需的能量。

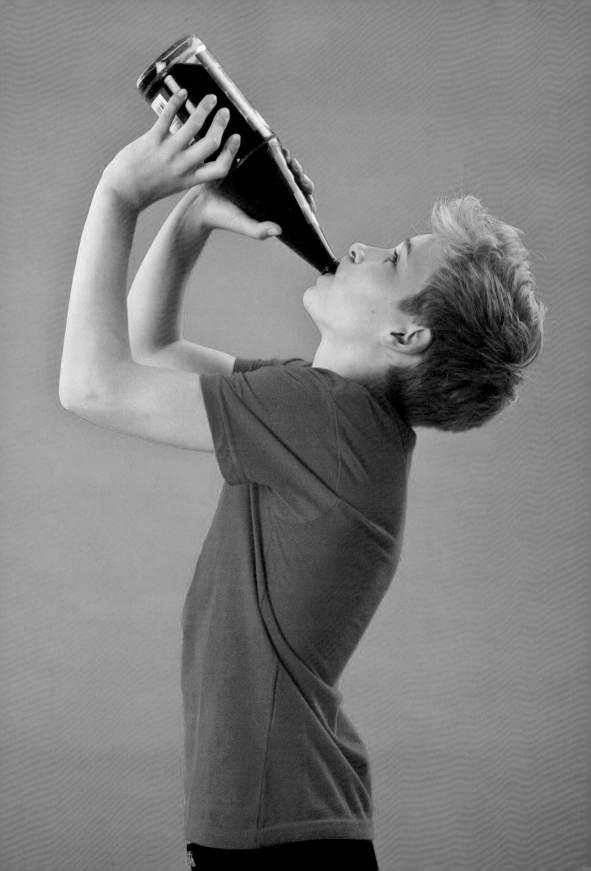

酒精为什么有害健康？

对于肝脏等器官和神经细胞来说，啤酒、葡萄酒和白酒中的酒精，以及酒精在体内分解之后的产物都不具有毒性。当酒精通过血液进入大脑后，它会在大脑内扩散开来，并且激活大脑的"奖励系统"。于是，我们会感觉到身心舒畅。然而，过不了多久，酒精就会对神经细胞之间的物质交换产生影响。最后，神经细胞之间的交流会越来越少。这时候，人就会开始摇摇晃晃、口齿不清，视线会变得模糊，记忆也不能正常工作，身体不再受到控制。最初，神经细胞只是不能正常工作，后来它们就会逐渐凋亡，醉酒会影响到的神经细胞多达数百万个。

既然酒精如此有害，人们为什么还会酗酒呢？这是因为酒精会让人上瘾。饮酒带来的舒适感会在重复的过程中逐渐减弱，所以人们摄入的酒精便会越来越多。即使不讨论酒精对神经细胞的危害，过多饮酒对肝脏、胃等内脏也会造成损伤。

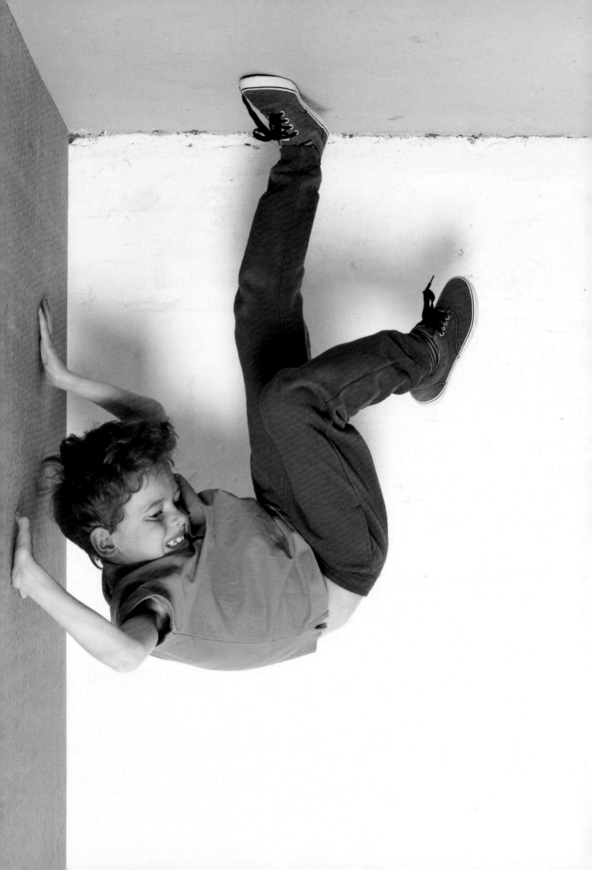

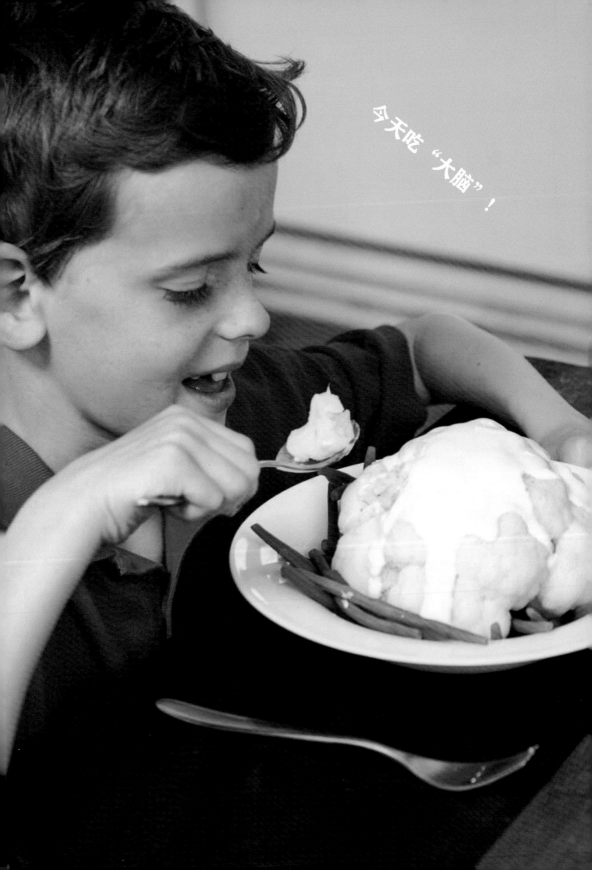

每天吃 "大脑" !

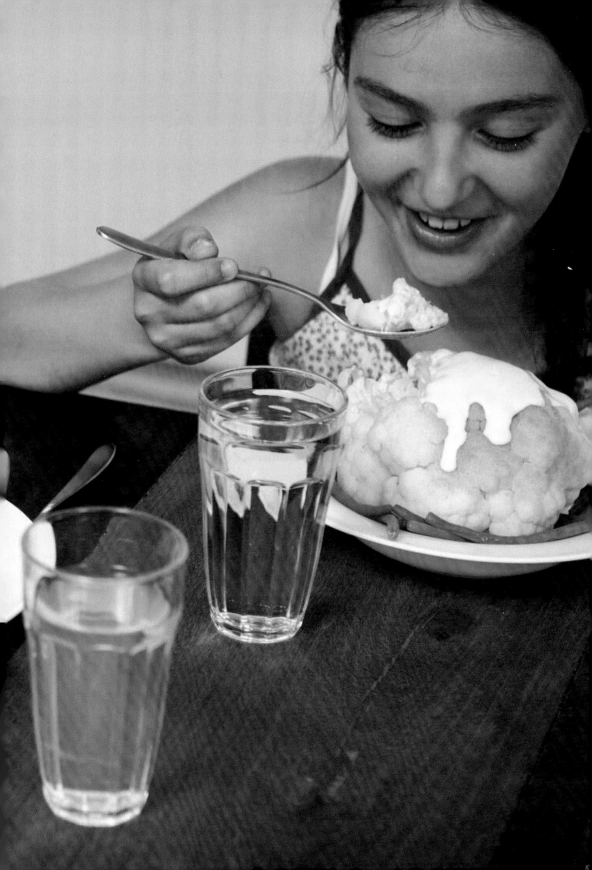

大脑能吃吗？

糖、蛋白质和脂肪——构成大脑的这些物质同样可以组成一份蛋糕食谱。只不过，用"大脑"做的蛋糕脂肪含量太高了，所以它的味道不会太好。另外，还有一个原因使得我们不选择把动物的大脑作为食物：科学家担心食用大脑会导致某些特殊而严重的脑部疾病的传播。

 我的饮食会对大脑产生什么影响？

大脑需要通过食物获取的主要是一种特殊的糖，这种糖叫做葡萄糖。如果葡萄糖太少，大脑就无法正常工作。不过，在阅读接下来的内容之前，不要急着跑到妈妈那里复述这个知识，让她给你买巧克力棒当课间零食。由于这种特殊的糖对大脑格外重要，因此我们的身体掌握了许多方法来保证大脑获得的糖分足够，而又不至于太多。不管我们没吃东西或是吃了很多甜食，大脑获得的糖分都是一样多的。因此，你不需要带巧克力去上学，葡萄糖对你的随堂测试也毫无帮助。

短时间内，不管吃什么对于大脑来说都是一样的。但是从长期来看，大脑需要特定的营养成分才能正常工作、生长。为大脑提供营养的血管也是这样。因此，种类多样、健康的饮食对大脑来说是非常重要的。

感冒的时候为什么会觉得饭不好吃了？

潜水的时候，水可能会通过鼻子进到喉咙里，这会让人很不舒服，为什么呢？这是因为连接嘴和鼻子的通道是非常重要的结构，有了它，各种食物才会好吃。因为嘴——说舌头更为准确——只能品尝到甜、酸、咸、苦、鲜这几种味道。所谓的"鲜"就是调味料浓郁的味道。如果只有这些味道，食物吃起来就会非常单调乏味，而这些就是你感冒的时候能够品尝到的所有味道。

而当口中食物的香气通过嘴和鼻子间的通道飘进鼻腔，我们才能品尝到香草、草莓、肉桂、薄荷这类食物的香味。在鼻腔中，香味物质会与相应的感觉细胞结合，它们的关系就像钥匙与锁一样。合适的"钥匙"能够激活嗅觉细胞，后者则会将气味信息传递给神经细胞，让我们感觉"品尝"到了味道，尽管我们只是闻到了它们。而感冒会导致鼻塞，使得通往激动人心的味觉体验的大门因此而关闭，所以，我们就会觉得饭没有平时那么好吃了！

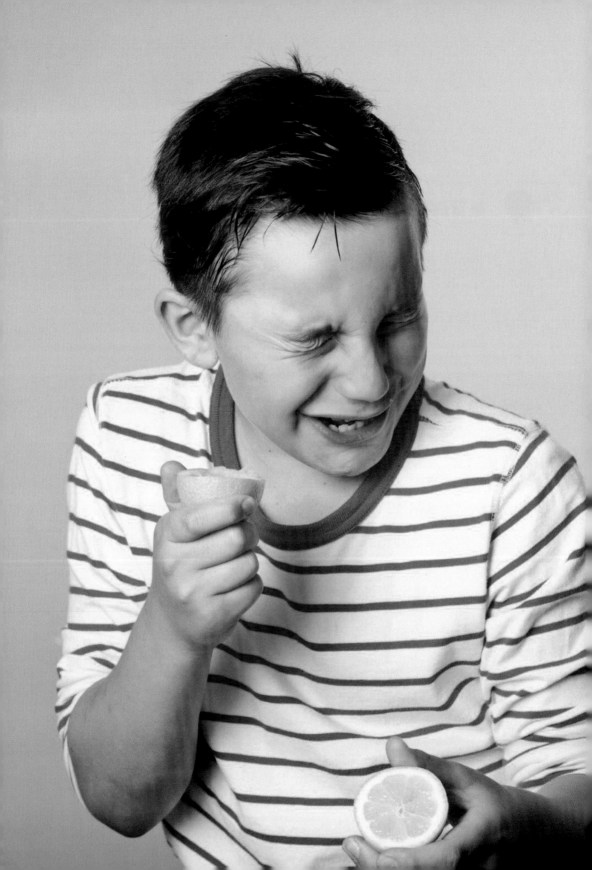

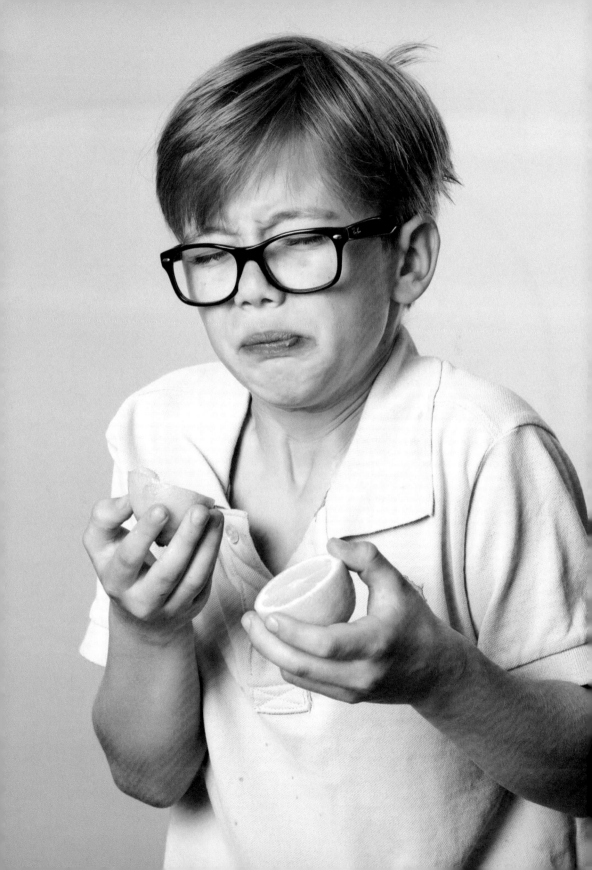

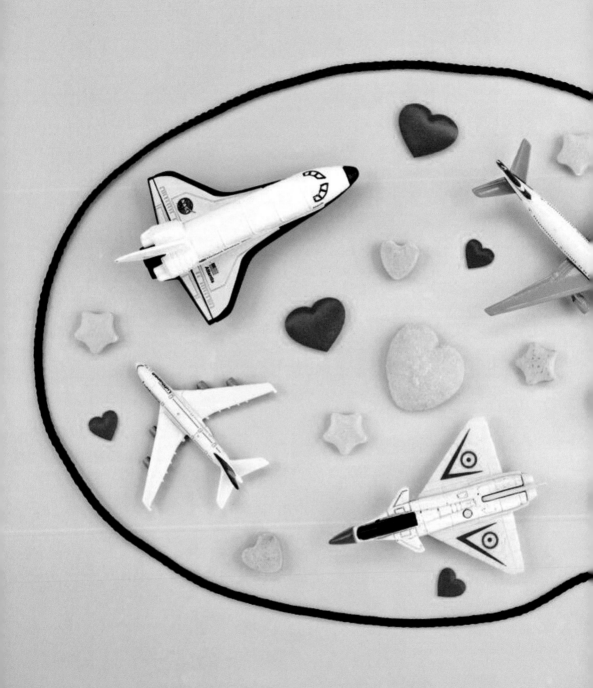

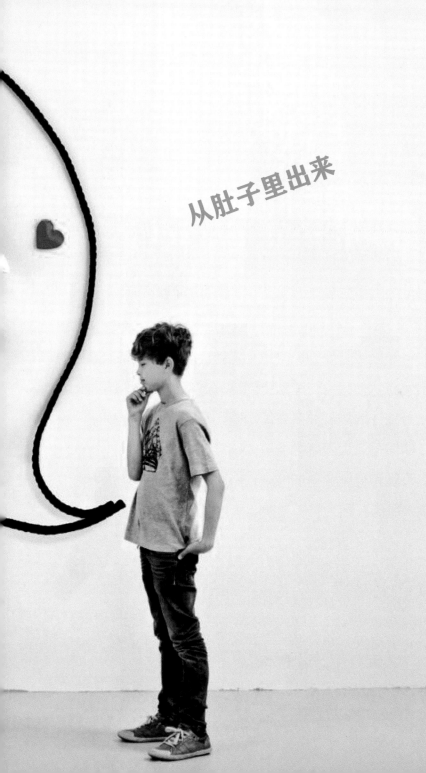

从肚子里出来

如果大脑保持沉默

 受到惊吓时会发生什么？

在远古时代，人类的生活充满了危险。那时，人们几乎没有与敌人战斗的武器，也没有能够抵御入侵者的房屋。每个树桩后面都有可能藏着毒蛇，灌木丛中每一丝声响都可能意味着危险的来临。

为了能在灌木丛窸窣作响的时候及时逃走，人们学会了"恐惧"。当大脑的特定区域"受到惊吓"，它就会将响声判断为潜在的危险并对其做出反应。你完全无法感受到这一过程的存在，因为大脑能够较为自动化且独立地控制许多身体功能和器官。如果出现了"快跑，有危险！"的信号，大脑就会将身体技能切换到"逃跑或战斗"模式。这时候，听觉和视觉会更加敏感，心脏会跳动得更快，大量血液会被迅速地泵入肌肉，因为肌肉需要能量才能逃跑或战斗。

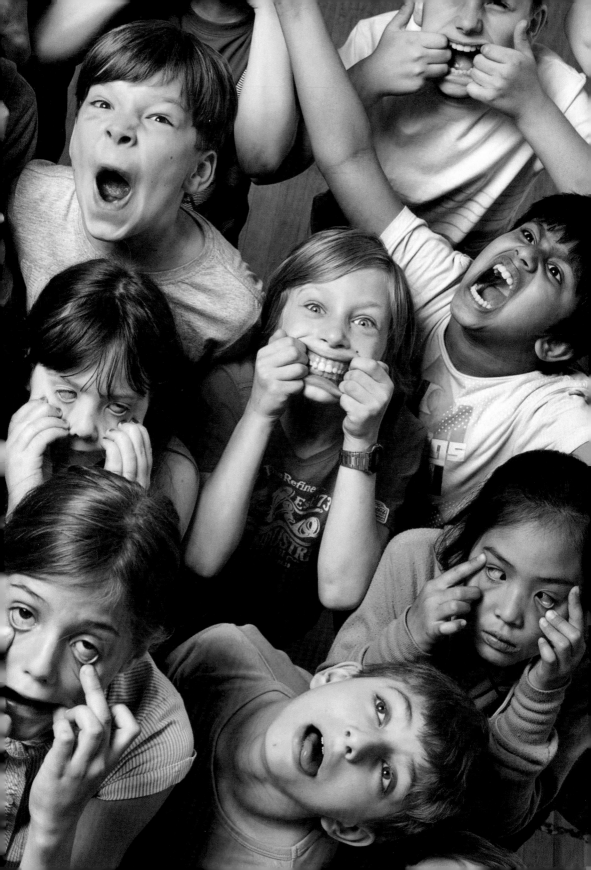

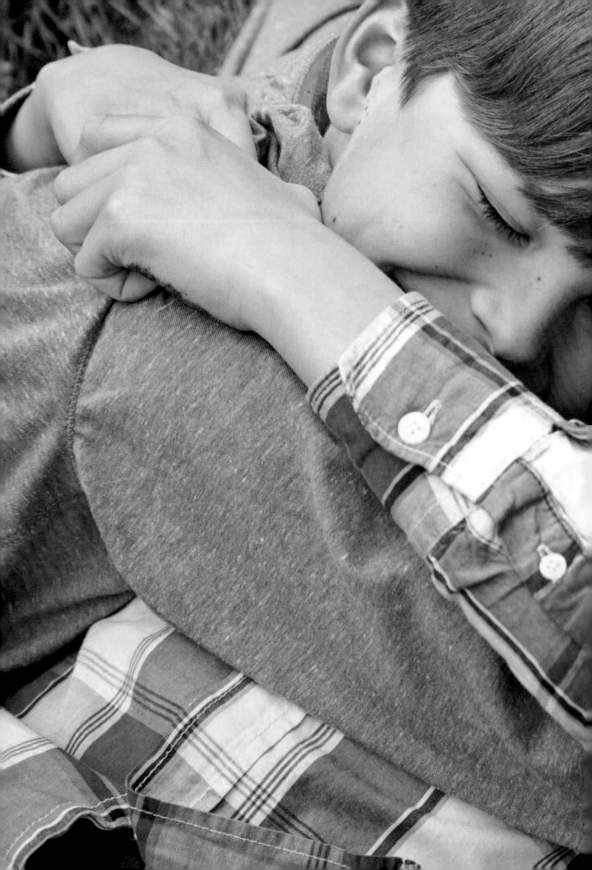

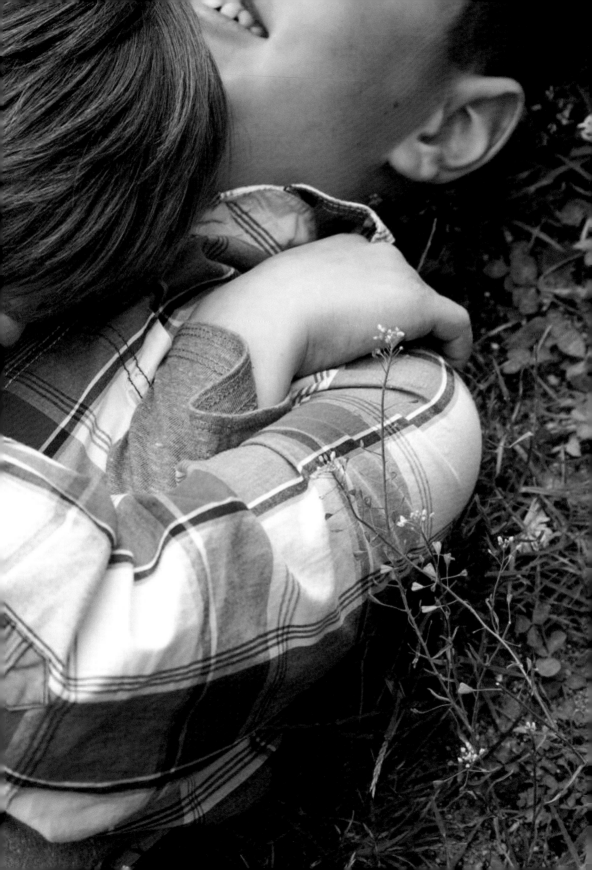

大脑有感情吗？

　　如果没有感情，我们就会像在地面上走来走去的机器人一样冷酷而机械。我们拥有丰富多彩的感情，它们让我们的生活富于变化，但大脑中并没有一个界限明确的区域是专门用来处理感情的。尽管边缘系统这样的区域与情绪有着紧密的关联，我们也不能确定它们是否真的能够产生感情，还是仅仅参与感情的形成。要产生"爱"这样的情感，不仅仅需要诸多大脑区域的帮助，神经细胞连接处——也就是突触的许多种神经递质也要参与其中。当一个人刚刚坠入爱河时，大量的神经递质会出现在他大脑中与幸福感相关的区域。

　　有趣的是，在我们早期的祖先身上，一些我们用于处理情感的大脑区域与嗅觉存在关联。正因为如此，与其他许多种动物相比，人类更擅长处理情感，但是嗅觉却更差。这也解释了为什么我们常常会将气味与感情联系在一起。正因为如此，当我们表达反感情绪的时候经常会说"Das stinkt mir!（太臭了）"。

灵魂在哪里？

　　我们并不知道答案。即使有脑科学和其他学科，我们也并不能解答所有问题。自然科学无法证实灵魂的存在，所以我们也没法找到它的确切位置。然而，有许多科学无法证明的事物是确实存在的。比如，爱、经验、智慧都是看不见摸不着的，但它们的确存在。如果我们只能认识到科学可以证明的事物，那么即使对于苹果这样简单的东西，我们也将知之甚少。比如说，我们不会知道它的味道怎么样。脑科学无法帮你解答灵魂是否存在的问题，只能由你亲自去寻找答案喽。

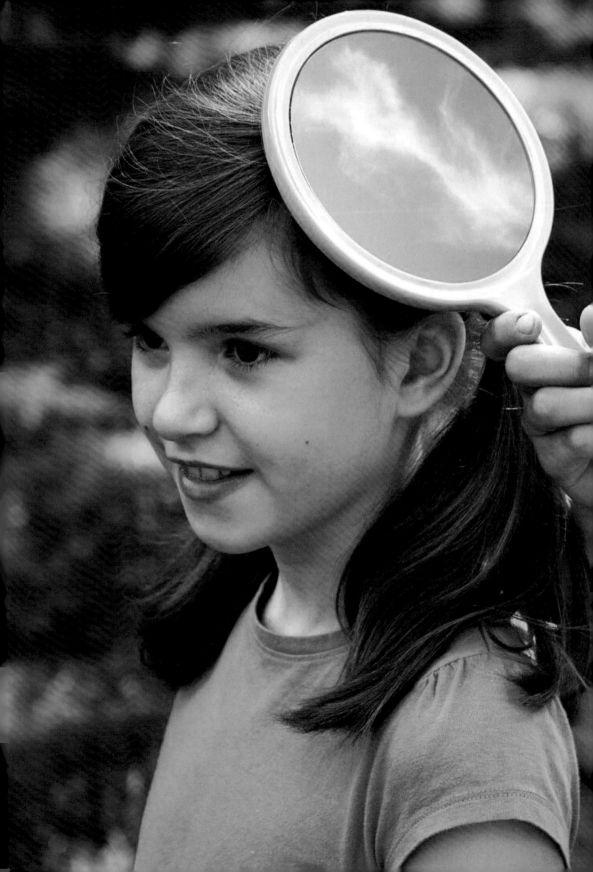

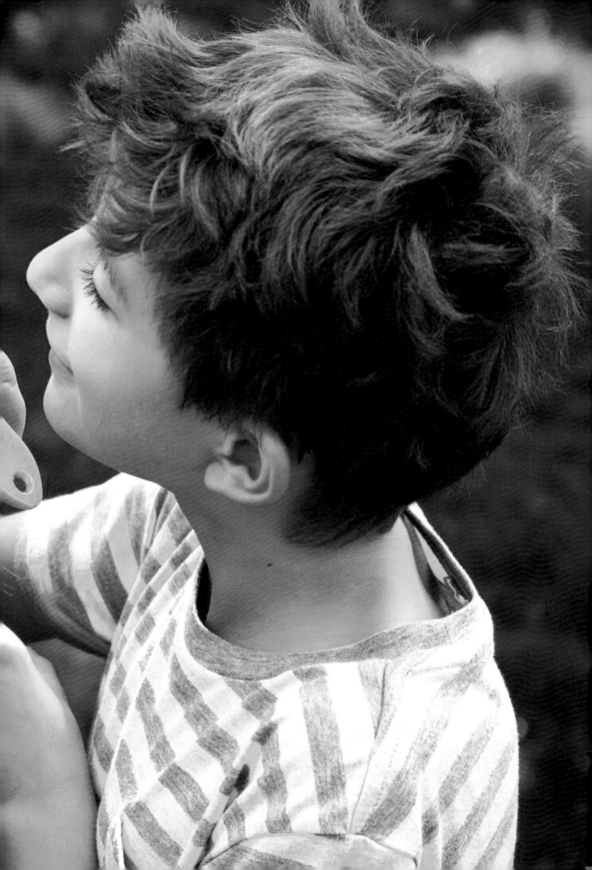

看悲剧片的时候我为什么会哭？

电影里，孩子终于与失散多年的母亲重逢了。而此时，你的弟弟在玩蚯蚓，你的父亲则因为削苹果而削到了手指。

那你呢？时而喜极而泣，时而因为恶心的场面做出厌恶的表情，时而（在想象中）抽回你的手指，就好像你亲身经历了喜悦、厌恶与疼痛一样。这似乎有些滑稽。然而，如果我们不能与他人感同身受，不能领会他人的情感，世上就不会存在人性和仁爱了。共情的能力能让我们在朋友撞到胳膊时给予安慰。针对这种能力，研究者曾经对大脑进行过观察。他们安排了被试者独自承受疼痛的场景和观看所爱之人承受痛苦的场景。结果，在这两种情况下，负责情绪的大脑区域的表现并没有显著的差别。

并非所有人都擅长体察别人的情绪，但是共情能力的强与弱总是能够反映大脑某些区域的活动情况。

猴子也会对其他个体的行动产生共情。它们的大脑中存在一些神经细胞，这些细胞会在其他猴子伸手拿香蕉时开始工作。而当猴子自己拿香蕉的时候，这些细胞同样会工作。就像猴子一样，我们也经常会与朋友产生共情。

情绪是一种语言吗?

初到别的国家,想找到玩伴是不太容易的。他们的语言通常和你的不一样。但是在不知不觉之间,即使不通过话语,人们也能逐渐相互理解。一个显而易见的原因就是,在表达重要情绪时,世界上所有的人——甚至是类人猿——都会做出同样的表情。七种基本情绪——喜悦、愤怒、厌恶、恐惧、轻蔑、悲伤和惊讶——都有其对应的典型表情。这些基本情绪都出现得比较突然,通常持续时间很短。而且,这些情绪是人生来就具备的。即使是有视力或听力障碍的儿童也能做出这些典型的表情。至于骄傲、爱等其他情绪是否属于基本情绪,人们至今还没有定论。

大脑是识别基本情绪的"专家"。处理基本情绪的通路很短,这是因为我们需要对基本情绪迅速做出反应,就像"战斗或逃跑"的机制一样。如果迎面遇上一个面带愠色的人,我们会马上知道这是一种警告,应该离他远一点。

每当大脑需要通过观察面部表情识别他人的情绪时,参与自身情绪产生的区域就会被激活。

还有一个小小的补充:当你对着镜子练习微笑时,你自己通常也会开心起来。在大脑中,面部表情与情绪之间的联系是相当紧密的。

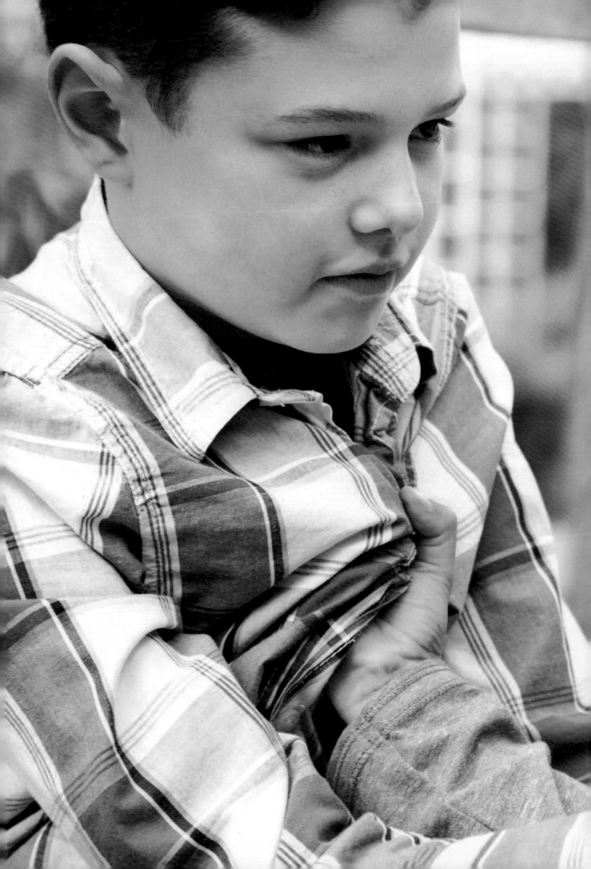

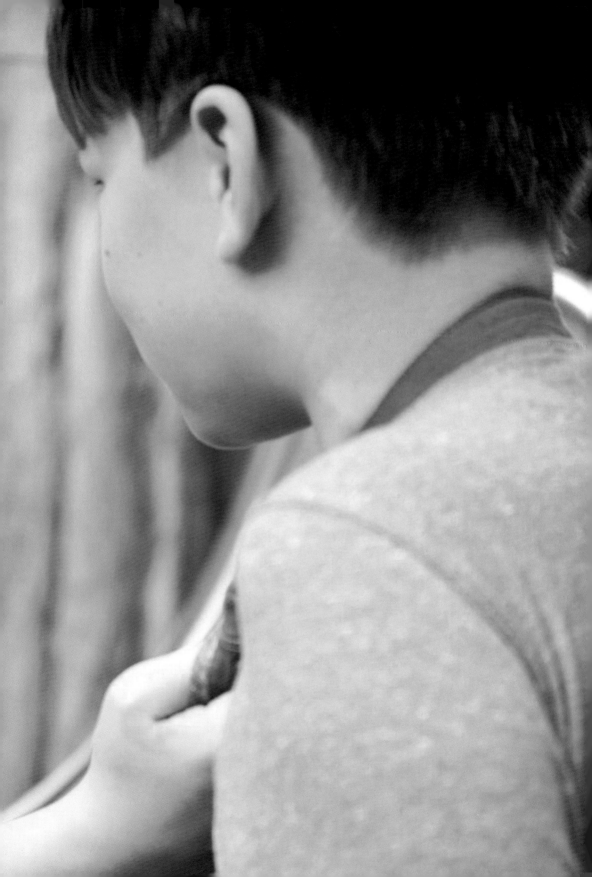

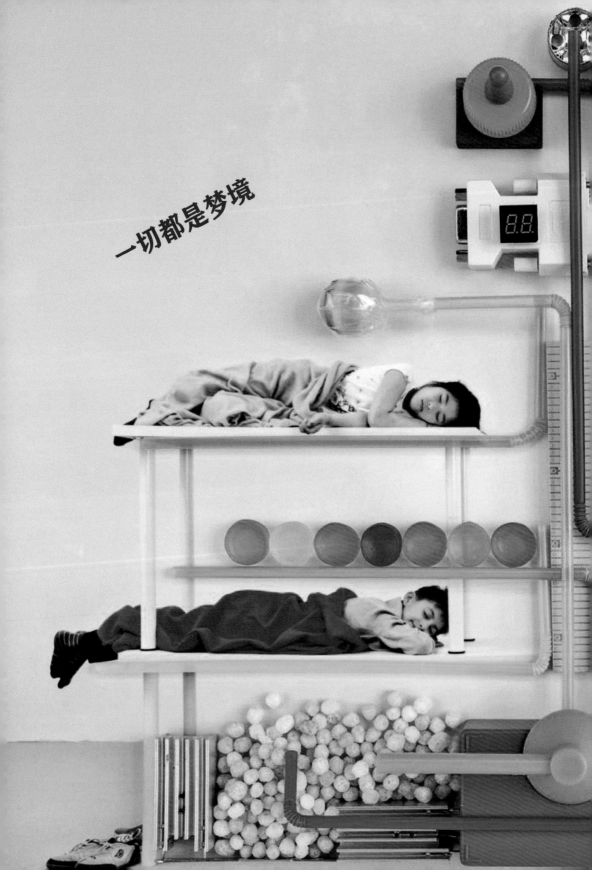

一切都是梦境

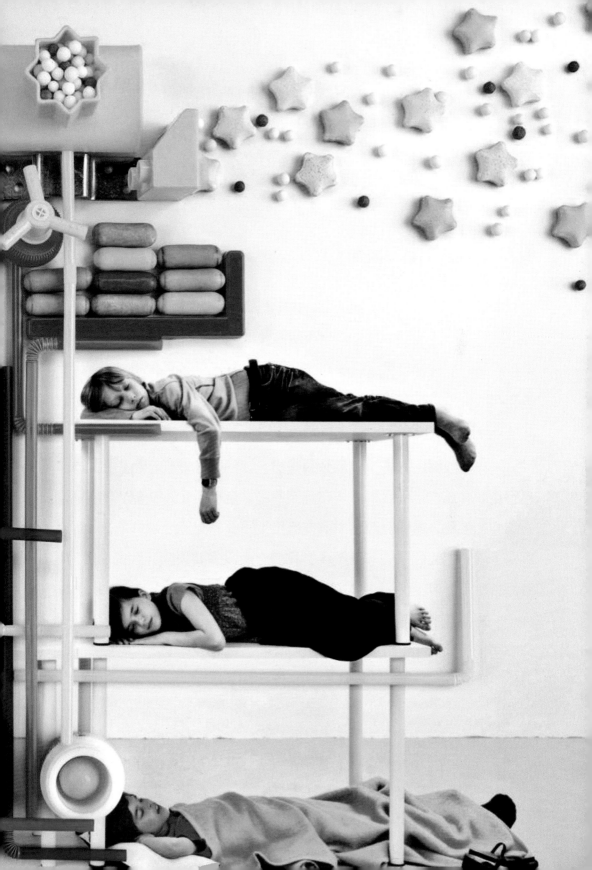

大脑晚上在干什么

 大脑晚上会关机吗?

那是不可能的，即使在晚上，大脑也在全速运转。睡眠中的大脑需要的能量与清醒时一样多。只不过睡觉时大脑的活动模式会发生改变。大脑的某些部分会变得没有那么活跃，某些部分则会更加活跃。虽然我们不需要用看或听的方式注意周围的状况，但是大脑会在此时处理被储存在记忆里的内容。这就会导致梦的产生——但愿是美梦。

同样可以肯定的是，我们必须睡觉。人们观察发现，小白鼠几天不睡觉就会死亡。而我们人类在几天不睡之后也会出现头痛、精神无法集中的症状，继而甚至会发疯并最终死于器官衰竭。这样看来，睡眠对于我们的大脑来说非常重要。我们之所以需要睡眠，大概是因为睡眠能让我们牢记白天所学的知识，并让大脑恢复学习的能力。就像一块写满了字的写字板一样，要想继续使用它，就要先把内容抄下来，再把上面的字擦掉。

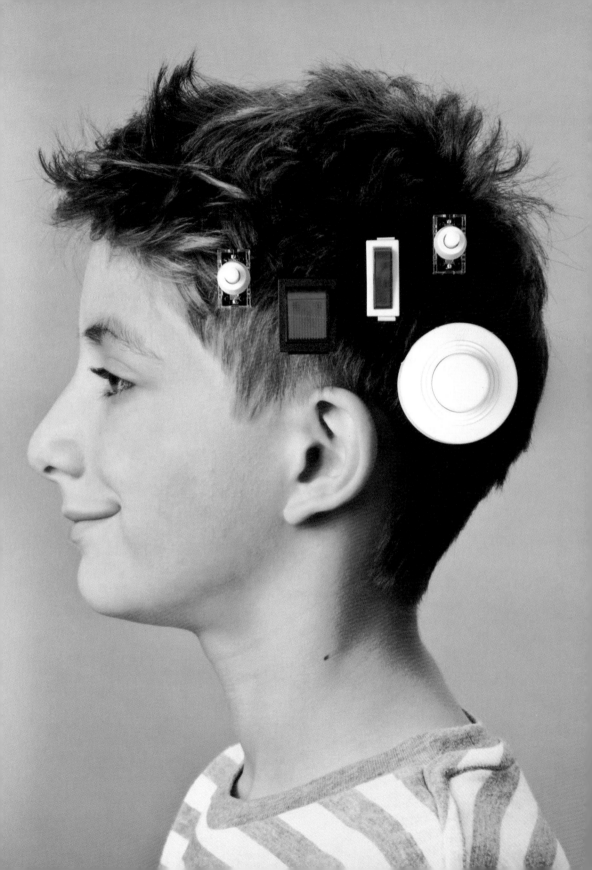

海豚在水中怎样睡觉？

　　这确实是一个问题，因为作为哺乳动物，海豚拥有与我们相同的肺，所以它们必须定期浮上水面呼吸新鲜空气。如果海豚或鲸鱼舒适地躺在海底舒展身体，并睡上几个小时，它们就会窒息。尽管如此，海豚和鲸鱼睡得并不少，它们每天会睡八到十个小时。这是怎么做到的呢？它们的大脑使用了一种非常巧妙的方法：每次只有一个半球进入睡眠并得到休息，另外一个半球负责保证海豚定期到水面上呼吸。为了让两个半球都有机会睡觉，每过一个多小时两者就会进行交换。也有其他动物使用这种每次只让一个半球睡觉的技巧，例如几乎一生都在飞行中度过的楼燕。

人能停止思考吗？

这要取决于"思考"一词的含义。在对这个词的定义上，心理学家和哲学家的理解不仅与脑科学家不同，而且他们自己也无法达成共识。如果将思考看作是将不同事物共同运算并得出新的结果的所有过程，那么大脑确实无时无刻不在思考。只有大脑的多种活动持续进行，我们的生命才能得以延续。然而，如果认为思考仅仅包括我们能意识到运算结果的过程，那么我们是能够停止思考的。

佛教的僧侣在他们的冥想中训练的就是停止有意识思考的能力。比如说，他们会将注意力集中在自己的心跳或者"不思考"的想法上。通过这种方式，他们能够达到一种不再有意识地感知事物的状态。这有点像同时处于睡着与极度清醒的状态。观察这些僧人的大脑可以发现，神经细胞会以一种特定的节奏同时开始活动。

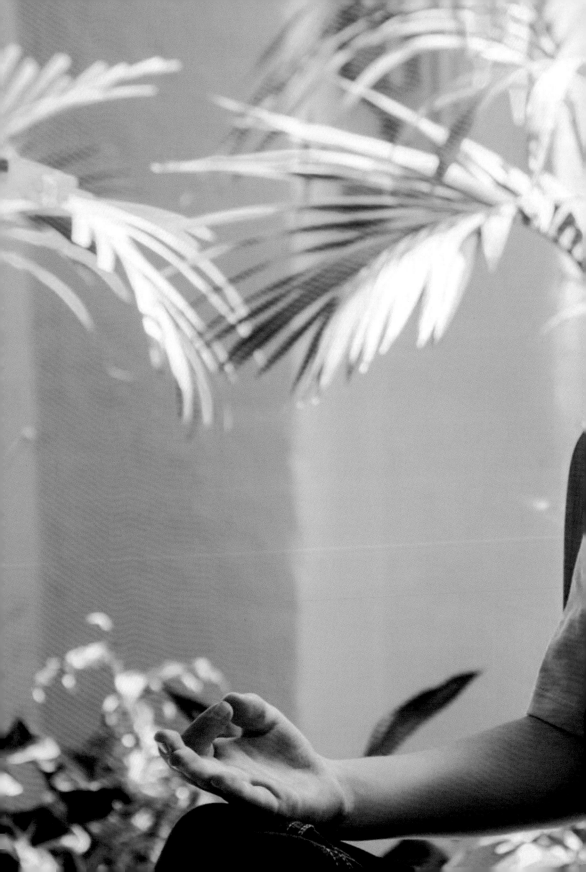

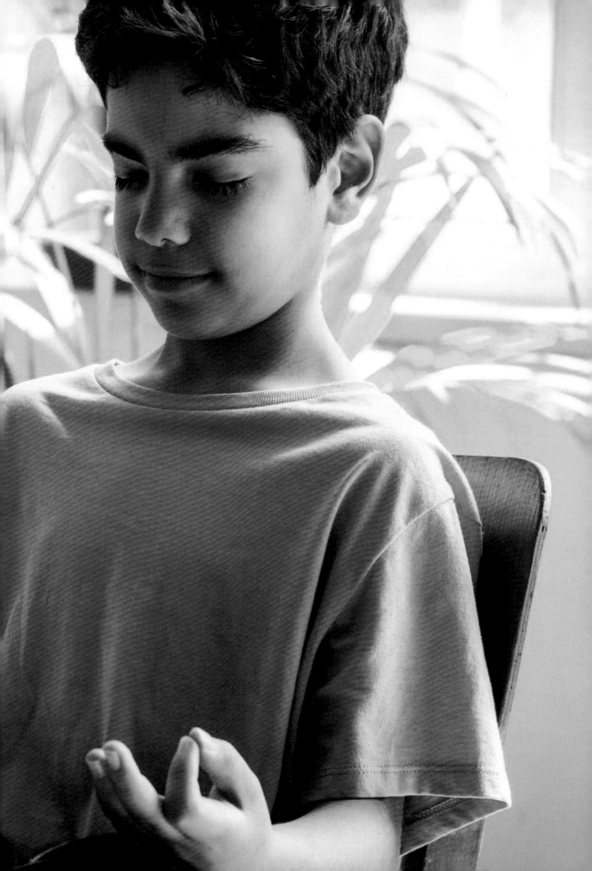

考试前一天晚上应该睡觉还是应该学习？

"还是再通读一遍吧"——毕竟明天的考试可能出现这些内容。考试之前，我们肯定都考虑过这些。然而，这种做法并不明智，因为睡眠不仅能让大脑和身体得到休息，还能让我们所学的知识牢牢地扎根在记忆中。因此为了熟记之前学过的内容，充足而优质的睡眠是非常重要的。除此之外，如果睡眠时间太短，我们会感到疲劳、精神不集中，这可不是面对考试的最佳状态。

 梦游是什么？

你的父母有没有说过，你前一天夜里在房间里乱跑，但是你自己却一点印象也没有？这是非常正常的。许多儿童和青少年都会梦游！有些人会到处乱跑，而有些人只是短暂地从床上坐起来并念叨一些梦话。这种现象通常发生在入睡不久。在这段时间内，身体实际上处于非常安静的状态：呼吸和心跳都比较慢，肌肉张力也比较低。梦游期间，负责在入睡时关闭肌肉功能的机制似乎没有正常工作。如果负责某种运动的神经链条在睡眠中被激活，那么运动就会直接被执行，人自身却意识不到。等到他们度过青春期，大脑发育完全的时候，梦游的现象通常就会消失。

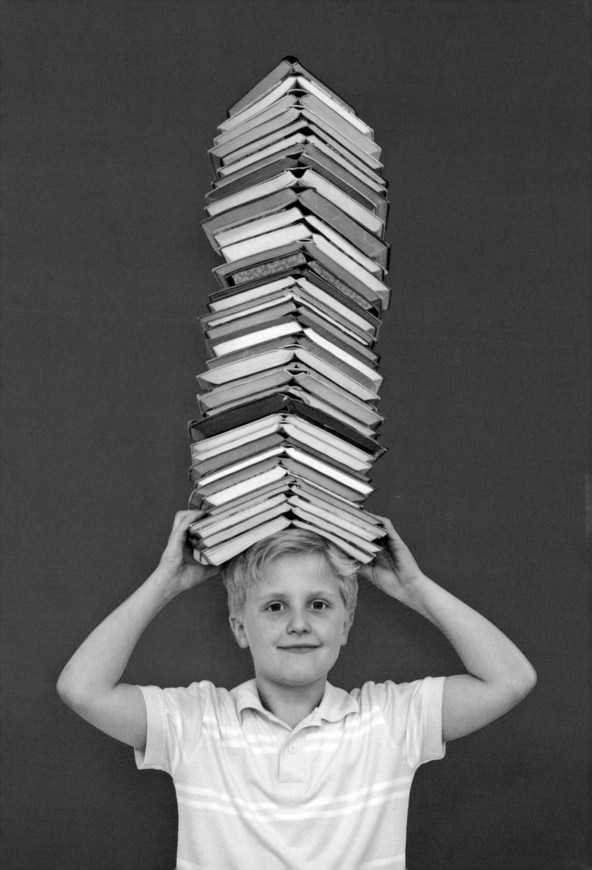

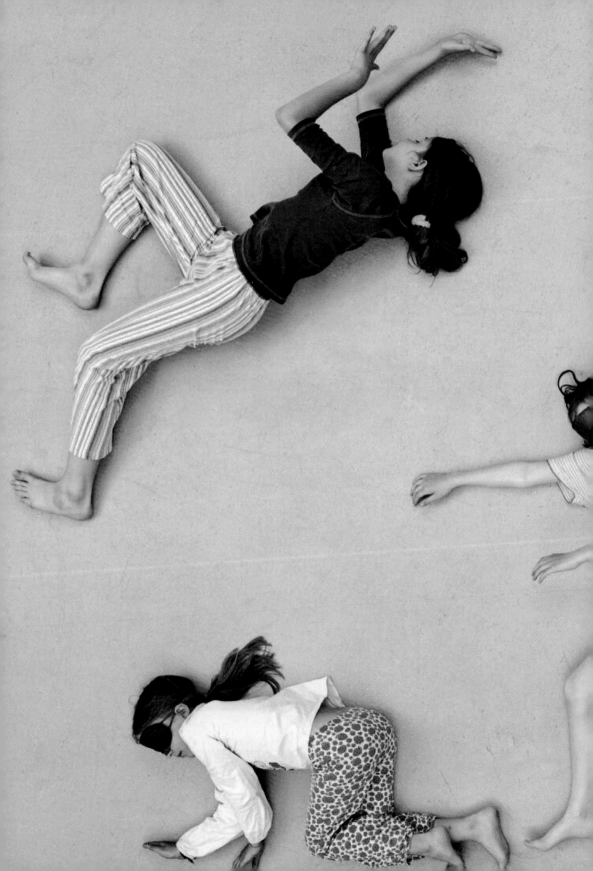

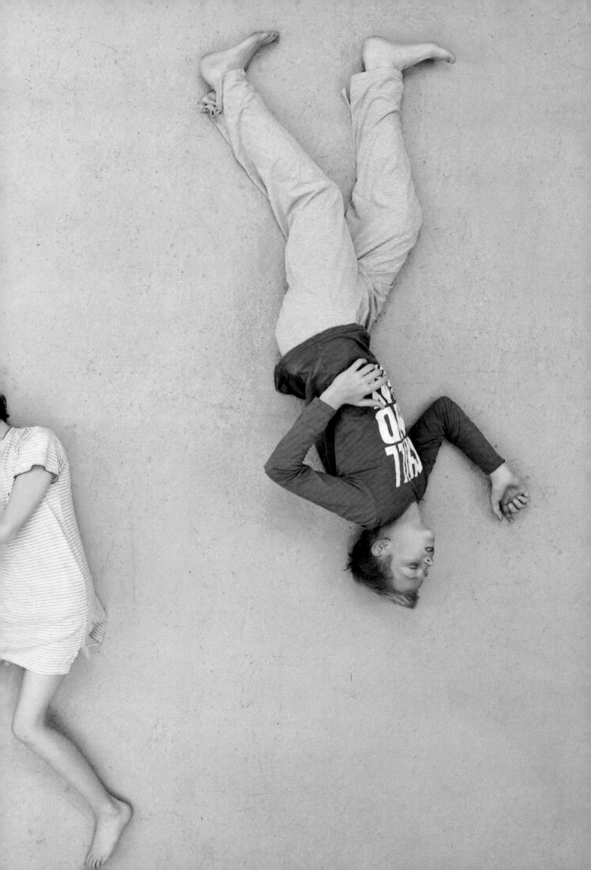

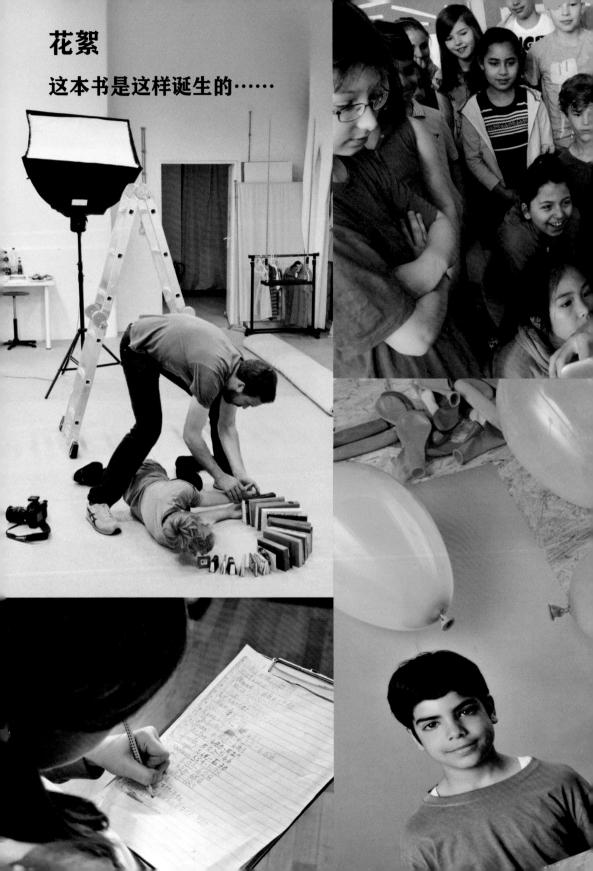

花絮

这本书是这样诞生的……